…足・目・腎臓の病気をまねく！

血糖値が高いと指摘されても、自覚症状がなくピンとこない
という人がほとんどでしょう。
しかしそのまま放置していると、血管が傷つき、
思わぬ“合併症”を引き起こします。
糖尿病の怖さは、この合併症にあるのです。

害
など
ど

糖尿病と診断

糖尿病と診断される前から高血糖の状態は続いている

血糖値はある日突然上がるわけではありません。生活習慣などが影響して徐々に上がっていき、やがて糖尿病の基準に達します。つまり、糖尿病と診断される前から高血糖の状態が続いており、その間も血管は蝕まれています。

約3～5年で 糖尿病神経障害

高血糖が続くと、末梢神経の毛細血管が障害されます。症状は足の指先などに現れやすく、痛みを感じたりしびれたりします。さらに、血行不良が影響すると皮膚が壊死することも（壊疽）。

足の切断など…

…に症状が現れてくる

…、
…なる
…数が

●足の指先がチクチクする
●なんだか疲れやすい
など

症状

初期は特に
自覚症状はない

血糖値が高いまま放っておくと

約5〜7年で
糖尿病**網膜症**

高血糖によって目の網膜の毛細血管が障
され、目に十分な酸素や栄養が届かなく
る病気です。目のかすみや視力の低下な
が現れ、徐々に悪化していきます。

↓

ある日突然、
失明することが

約10〜13年で
糖尿病**腎症**

高血糖によって、腎臓にある「糸球体(しきゅうたい)」という毛細血管のかたまりが障害されます。血液をろ過する機能が低下するため、血液中の老廃物を排出できなくなり、悪化すると腎不全や尿毒症などにつながります。

↓

透析療法が
必要に

どんどん
悪化
していく

糖尿病が悪化するにつれて、徐々

- 食べているのにやせてくる
- のどの渇きがひどく、
  1日に何リットルも水を飲む
- 目がかすんだり
  眼鏡が合わな
- トイレに行く回
  増えた

健康図解

新装版

今すぐできる!

血糖値を下げる40のルール

順天堂大学名誉教授
河盛隆造 監修

Gakken

はじめに

「糖尿病放置病」にかかっていませんか？

健診で「血糖値が高めです」と言われても、多くの人は、特に症状がないからと放置しがちです。これを私は「糖尿病放置病」と呼んでいます。

高血糖を放置すると、やがて糖尿病に進みます。何年もかけて悪化し、症状が現れる頃には、失明、壊疽（えそ）による足の切断、腎症（じんしょう）、心筋梗塞（しんきんこうそく）や脳卒中など、重い合併症の一歩手前ということが少なくありません。

日本人に多い「2型糖尿病」は、食べすぎや飲みすぎ、運動不足などの生活習慣が引き金となります。〝血糖値が高めの今〟を、健康な状態に引き返せるチャンスと考え、生活習慣の改善に取り組みましょう。

本書では、食事、運動、生活における〝高血糖を改善するための特効ルール〟を、イラストや図解でわかりやすく解説しています。どれも特別なことではなく、ふだんの生活を少し見直すだけで〝すぐに簡単にできる〟ことばかりです。食生活の改善が必要といっても、食べてはいけないものはありません。大事なのは、美食家になって食べすぎないよう工夫すること。運動もまめに体を動かしたり、立っている時間を増やしたりするだけでよいのです。

また、近年、早めの薬物療法による高血糖の改善効果が注目されたり、低血糖を決して起こさない飲み薬が登場したりと、糖尿病治療はどんどん進歩しています。高血糖を指摘されたら、食事と運動習慣の見直しに加え、薬物療法を勧められたら前向きに検討することも、もう一度発症前の状態に戻り、糖尿病の進行を防ぐには必須といえるでしょう。

早い段階できちんと対処すれば、糖尿病は怖い病気ではありません。今年の健診で高血糖を指摘された人は、10年後、20年後の自分のため、血糖値の改善をただちに始めましょう。

順天堂大学名誉教授　**河盛隆造**

PART 1 血糖値の気になる！ 疑問Q&A

PART 2 〝糖尿病〟ってどんな病気？

PART 3 高血糖を防ぐ！ 特効ルール40

●食事の特効ルール●

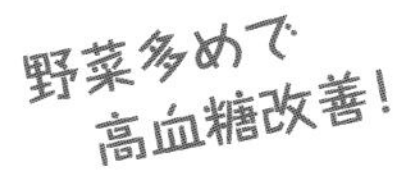
野菜多めで
高血糖改善！

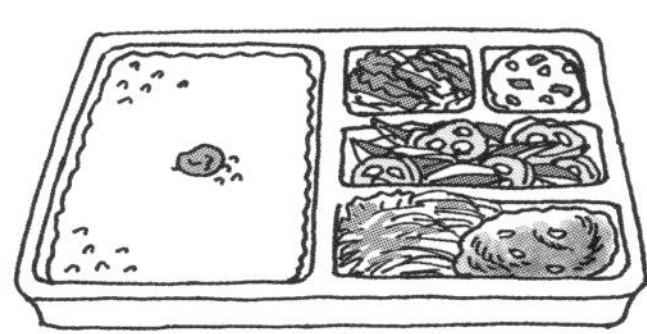

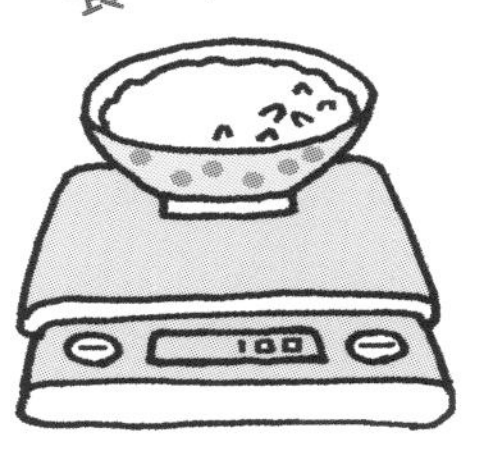
量るだけで
食べすぎ防止！
100

●運動の特効ルール●

●生活の特効ルール●

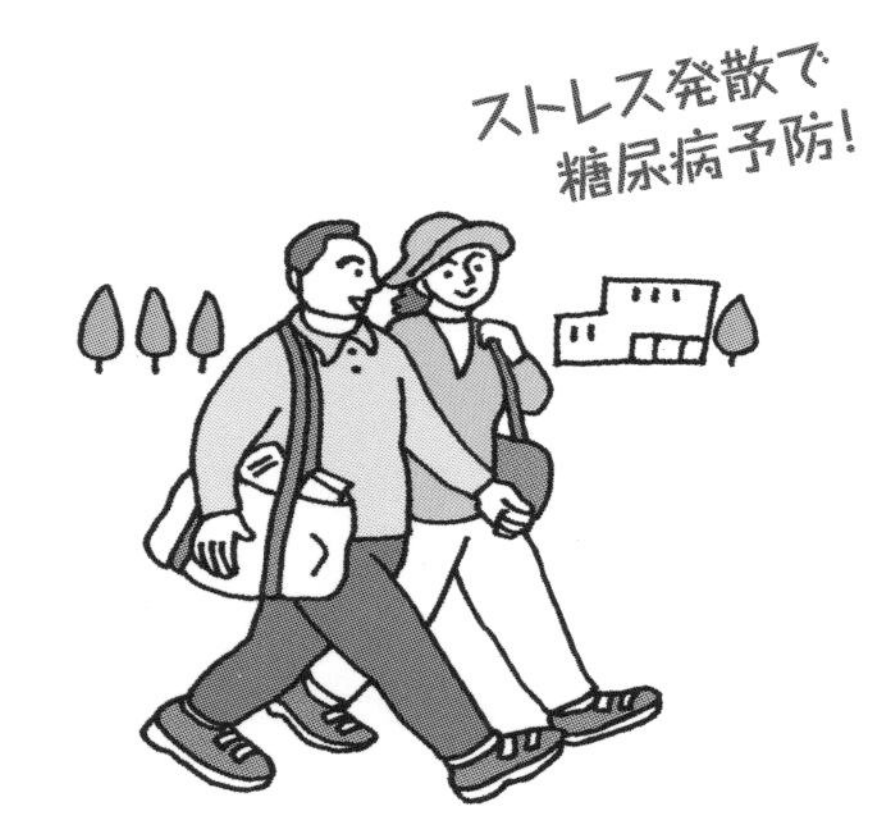
ストレス発散で
糖尿病予防!

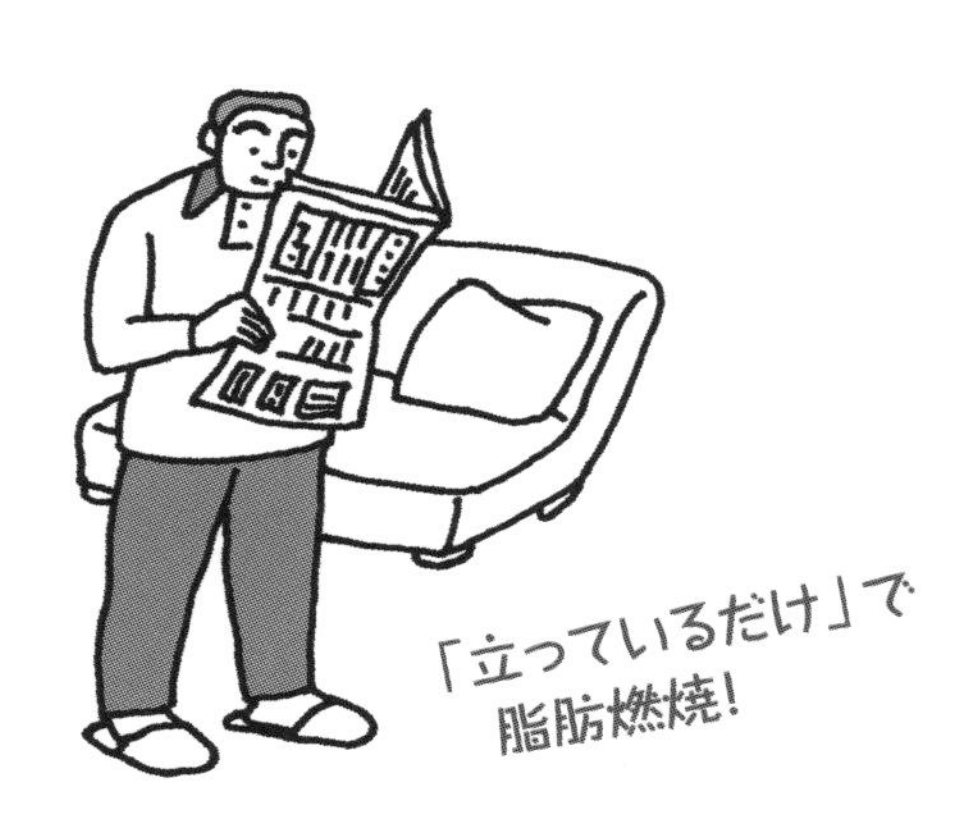
「立っているだけ」で
脂肪燃焼!

PART 1

血糖値が高いと
どうなるの!?

気になる!
血糖値の疑問Q&A

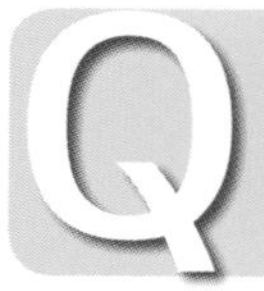

健診でなぜ“血糖値”を測るの? そもそも“血糖”って?

A 血糖は血液中のブドウ糖。糖尿病の早期発見のために測る。

炭水化物などに含まれる糖質は、腸でブドウ糖に分解され、血液中に吸収されます。これが「血糖」です。その量を表す数値が「血糖値」で、糖尿病の早期発見と治療効果の指標として、健診などで測定されます。

ブドウ糖は、全身の細胞でエネルギーとして使われます。特に、脳にとっては唯一のエネルギー源。血糖値が高いとよくないため、ブドウ糖は“悪者”と思われがちですが、生命維持に欠かせない栄養素なのです。

ブドウ糖が全身をめぐり、エネルギーに

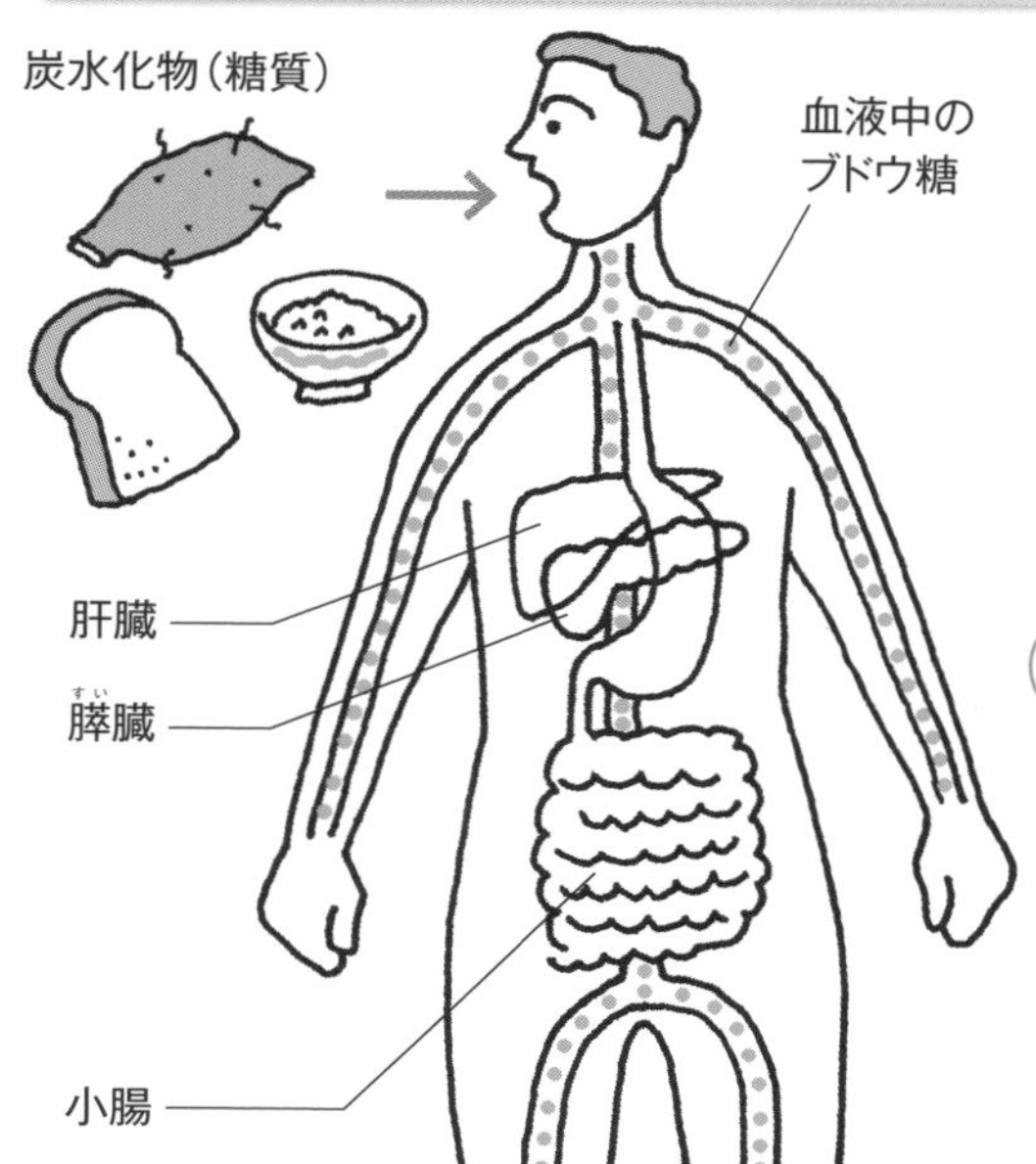

1 食事でとった糖質が腸でブドウ糖に分解される

2 ブドウ糖が血液に入り、全身に運ばれる

3 ブドウ糖が利用され、血糖値が安定する

「炭水化物」「糖質」「ブドウ糖」「砂糖」はどう違うの?

炭水化物は糖質と食物繊維の総称。糖質は穀類やイモ類、果物などに多く含まれ、腸でブドウ糖や果糖などの単糖類まで分解される。砂糖は、ブドウ糖と果糖が結合してできたショ糖が主成分となる。

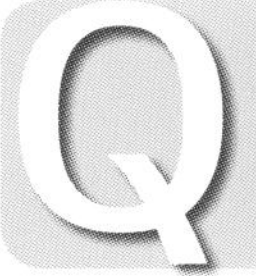

健診でわかる“ヘモグロビンエーワンシー”って？

A 過去2カ月間の血糖値の平均。6.5%以上だと、糖尿病の可能性大。

HbA1c（ヘモグロビンエーワンシー）は、過去２カ月間の血糖値の平均で、健診で必ず測ります。血糖値が刻々と変化するのに比べ、HbA1cは最近の血糖値の応答状況を教えてくれるため、糖尿病の早期発見や治療効果の判定に役立ちます。

HbA1cは、6.0%未満であれば正常値です。6.0～6.4%は、糖尿病を否定できない状態。6.5%以上だと、日常生活下で常に血糖値が高い状態であることを表しており、糖尿病が強く疑われます（P11参照）。

ヘモグロビンとブドウ糖が結合してできる

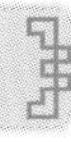

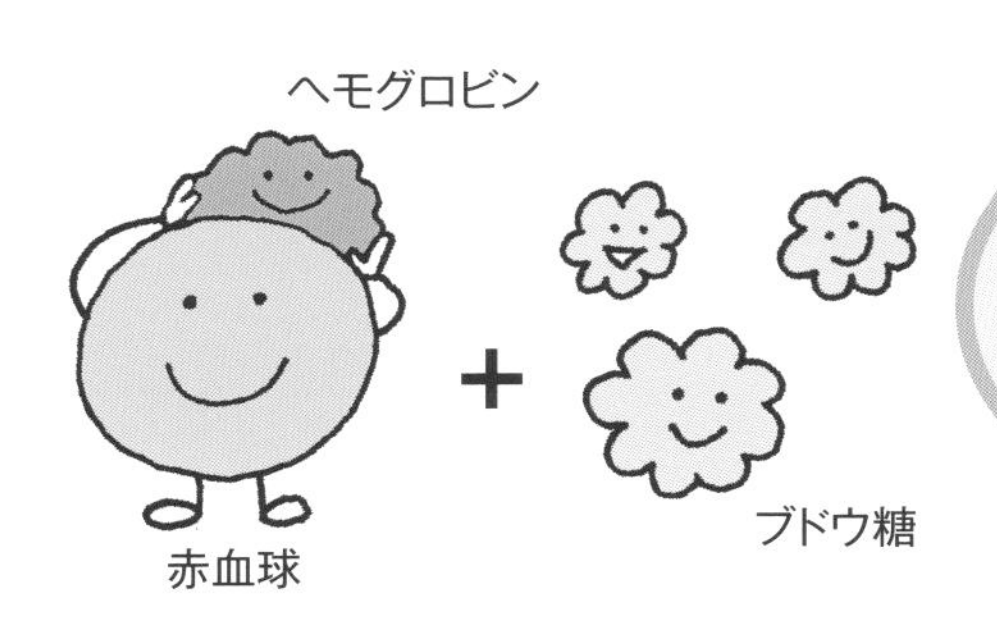

HbA1c
（グリコヘモグロビン）
赤血球に含まれるヘモグロビンは、血液中のブドウ糖と結合してHbA1c（グリコヘモグロビン）となる。

$$\text{HbA1c（\%）} = \frac{\text{ブドウ糖と結合したヘモグロビン}}{\text{ヘモグロビンの総量}}$$

HbA1cの数値は、血液中のヘモグロビン全体に占めるHbA1cの割合。赤血球の寿命から、過去２カ月間の血糖値の平均がわかる。

ここの血糖値の平均値（HbA1c）
2カ月前
1カ月前
採血

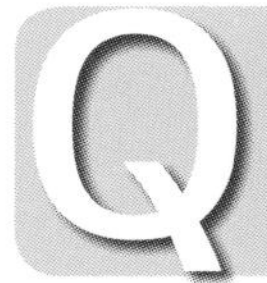

Q 血糖値が高いと言われても、これといった症状はないのですが……。

A 悪化しないと現れない。気づかないうちに糖尿病は進行する。

血糖値が高いということは、全身の臓器でのブドウ糖の利用が低下していることを意味します。高血糖の状態が続くと、血管や全身の臓器の機能が徐々に障害されて、さまざまな合併症が起こります。

しかし、血糖値が高くても症状が出ないことが多く、とても悪化してから症状が現れます。高血糖を指摘されたら、まずは糖尿病がどのような病気かを理解して、きちんと正しい治療を受けることが大切です。

症状が現れる頃には、糖尿病が進行している

高血糖を放置する

初期は自覚症状なし

悪化

糖尿病が進行すると現れやすい症状

- □頻繁にのどが渇く
- □トイレに行く回数が増える
- □手や足がしびれる
- □なんだか疲れやすい

重度の糖尿病になると現れやすい症状

- □のどの渇きがひどく、1日に何ℓも水を飲む
- □目がかすんだり、眼鏡が合わなくなる
- □食べていてもやせてしまう

ある日突然、足の壊疽（えそ）などを引き起こす

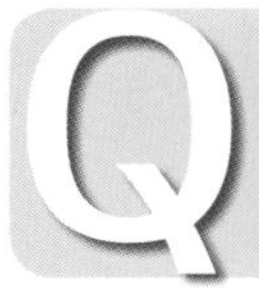

血糖値はどのくらい上がると危険なのですか？

A 診断基準を超えると"糖尿病"に。失明や足の壊疽、心疾患などをまねく。

糖尿病であるかどうかは、血糖値とHbA1c（ヘモグロビンエーワンシー）の結果から診断されます。一度に両方の検査を行い、ともに診断基準を超えていると糖尿病と診断されます（数値は下記参照）。

糖尿病になると、全身の血管や神経が障害されて、失明や足の壊疽（えそ）、腎（じん）機能の低下、心筋梗塞（しんきんこうそく）や脳梗塞などを発症しやすくなります。軽い糖尿病や、診断される一歩手前の状態でも、合併症が始まっていることも多いので注意が必要です。

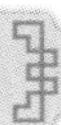

糖尿病の診断基準をチェック

CHECK 1 血糖値がどれか1つにあてはまる

朝食の前に測った血糖値（空腹時血糖値）	食事に関係なく測った血糖値（随時血糖値）	ブドウ糖負荷試験時の2時間値
126mg/dL以上	200mg/dL以上	200mg/dL以上

CHECK 2 HbA1cが6.5%以上である

両方ともあてはまると……

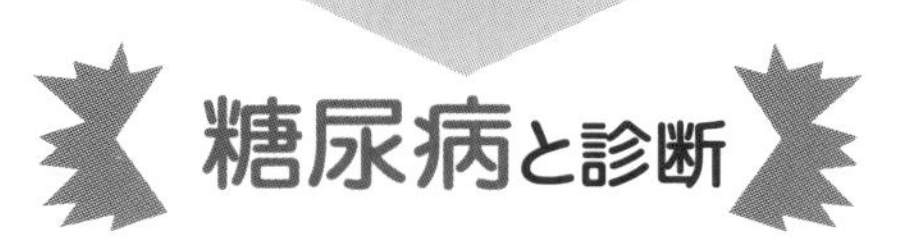

糖尿病と診断

参考：『糖尿病治療ガイド2022-2023』（日本糖尿病学会）

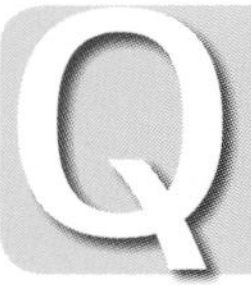

検査の前日の夜から食事をとらずに測りました。みんなそうなのですか？

A 食事に関係なく測ったり、食後の状態にして測ることも。

検査前日や当日の朝から食事を抜いて測定するのは「空腹時血糖値」です。血糖値を調べる検査には、このほかに「随時血糖値」の検査や、「ブドウ糖負荷試験」があります。

随時血糖値とは、食事の時間と関係のない来院時の測定値です。ブドウ糖負荷試験は、空腹時血糖値の測定後、空腹のままブドウ糖液を飲んで１時間後と２時間後の血糖値を測る検査で、食後すぐのブドウ糖の利用能力を知ることができます。

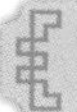

血糖値を調べる検査は3つある

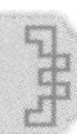

検査の種類	どんな検査？	どんなことがわかる？
空腹時血糖値を測る検査	10時間以上、水以外を断食して測定する。健康診断などでは、「前日の食事は夜9時までに済ませてください」などと指示される。	食事の影響がまったくない、１日でもっとも低い数値
随時血糖値を測る検査	飲食の時間に関する指示は出されず、食事に関係なく測定する。ただし、いつ、どれだけ食事をとったかなどは伝えること。	食前・食後に関係のない数値
ブドウ糖負荷試験	10時間以上、水以外を断食してから採血し、その後75gのブドウ糖を溶かした液体を飲み、1時間後と2時間後にもう一度測る。精密検査などで行われることが多い。	食後の数値と、インスリンの分泌機能など

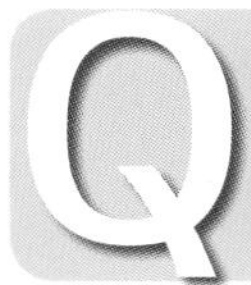

健診の結果、再検査になりました。なぜでしょうか？

A 血糖値とHbA1cのうち、どちらか一方が高かったため。

以前は、血糖値とHbA1c（ヘモグロビンエーワンシー）を別々の日に測らなければなりませんでしたが、現在は同時に測定できるので、１回の検査で糖尿病の診断が可能になりました。しかし、血糖値とHbA1cのどちらか一方だけが高い場合には、再検査となります。

たとえ自覚症状がなくても、"糖尿病が疑われる"状態ですから、放置せず、必ず再検査を受けてください。糖尿病の進行を防ぐには、早期発見・治療が何より大事です。

糖尿病が疑われるため、もう一度検査する

参考：『糖尿病治療ガイド2022-2023』（日本糖尿病学会）

初診で

- 血糖値のみ高く、診断基準にあてはまる。糖尿病の症状や合併症はない*
- HbA1cのみ高く、診断基準にあてはまる

↓

できるだけ１カ月以内に再検査

再検査で

- 血糖値もHbA1cもあてはまる → 糖尿病と診断
- 血糖値のみあてはまる → 糖尿病と診断
- HbA1cのみあてはまる → 初診で血糖値のみ該当：糖尿病と診断／初診でHbA1cのみ該当：3～6カ月以内に再検査
- どちらもあてはまらない → 3～6カ月以内に再検査

診断基準値はP11参照

*初診で血糖値のみ診断基準にあてはまる人で、糖尿病の典型的な症状（P10参照）や、確実な糖尿病網膜症（P35参照）がある場合は糖尿病と診断される。

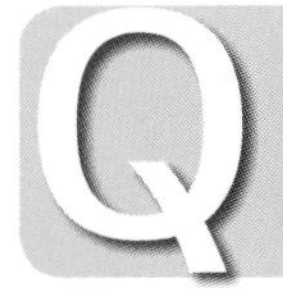

“ちょっと高め”くらいなら、問題ないでしょうか？

A 放置すれば糖尿病に進行。引き返せるうちに生活の改善を。

糖尿病ではないものの、血糖値が正常範囲を超えている状態を「境界型（糖尿病予備軍）」、正常範囲内でも高めの場合を「正常高値」といいます。どちらも糖尿病に進行しやすく、特に境界型の人で高血圧や脂質異常症もある場合は、合併症のリスクが高いことがわかっています。

“ちょっと高め”の状態を、糖尿病の危険のない健康状態に引き返せるチャンスと考え、すぐに食事や運動習慣の見直しに取り組みましょう。

“ちょっと高め”の段階でも油断はできない

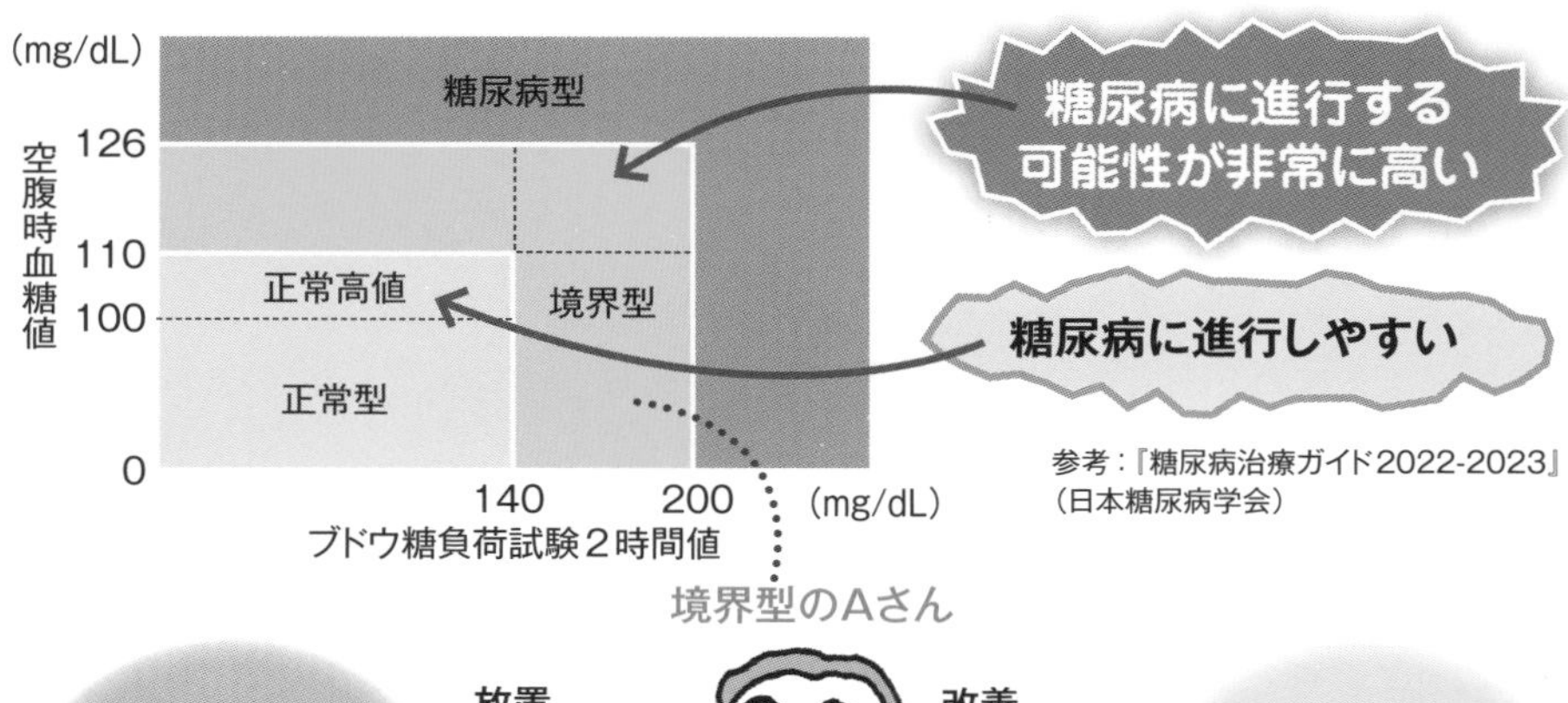

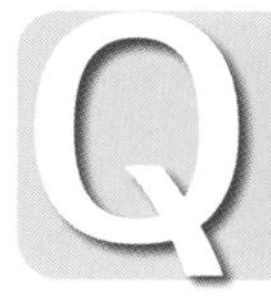

Q どのくらいの数値なら、糖尿病の心配はなくなりますか?

A HbA1cを6.0%未満に維持することを目標にする。

日本糖尿病学会では、糖尿病とその合併症を防ぐために、血糖値をどのくらいに維持するかの目標値を設定しています(下記参照)。特に重要なのは、過去2カ月間の血糖値の平均を反映するHbA1c(ヘモグロビンエーワンシー)の値です。

まずは、HbA1c7.0%未満を目指し、それが達成できたら6.0%未満に維持することを目標にしましょう。ただし、個々の健康状態によっても異なるので、詳しい目標値については医師に相談してください。

目標値に向けて、血糖値をコントロールする

まずはここまでを目指す

HbA1c(%)	血糖値(mg/dL)	
糖尿病による合併症を防ぐ	空腹時血糖値	ブドウ糖負荷試験2時間値
7.0未満*	130未満	180未満

達成したら、さらに正常域を目指す

HbA1c(%)
血糖の正常化を目指す
6.0未満

わずかな高血糖があるだけでもインスリンの分泌は落ちる。できるだけ6.0%未満の状態に戻すことが大切。

*低血糖などの副作用やそのほかの理由で治療強化が難しい場合は、まずは8.0%を目指す。高齢者の場合は38ページのコラムを参照。
参考:『糖尿病治療ガイド2022-2023』(日本糖尿病学会)

Q どうして血糖値が上がってしまうのでしょうか？

A インスリンの分泌量や働き方などに異常が生じるため。

食事により体内にブドウ糖が補給されると、血糖値が上昇します。すると、膵臓（すい）からインスリンというホルモンが分泌され、ブドウ糖を肝臓や筋肉に取り込み、全身の細胞で利用します。こうした仕組みにより、血糖値は一定範囲に保たれています。

しかし、インスリンの分泌量が少なかったり、脂肪が肝臓や筋肉にたまってインスリンの働きが低下すると、血液中にブドウ糖がたまり、高血糖の状態が続くようになります。

1日の血糖値の変化を追ってみよう

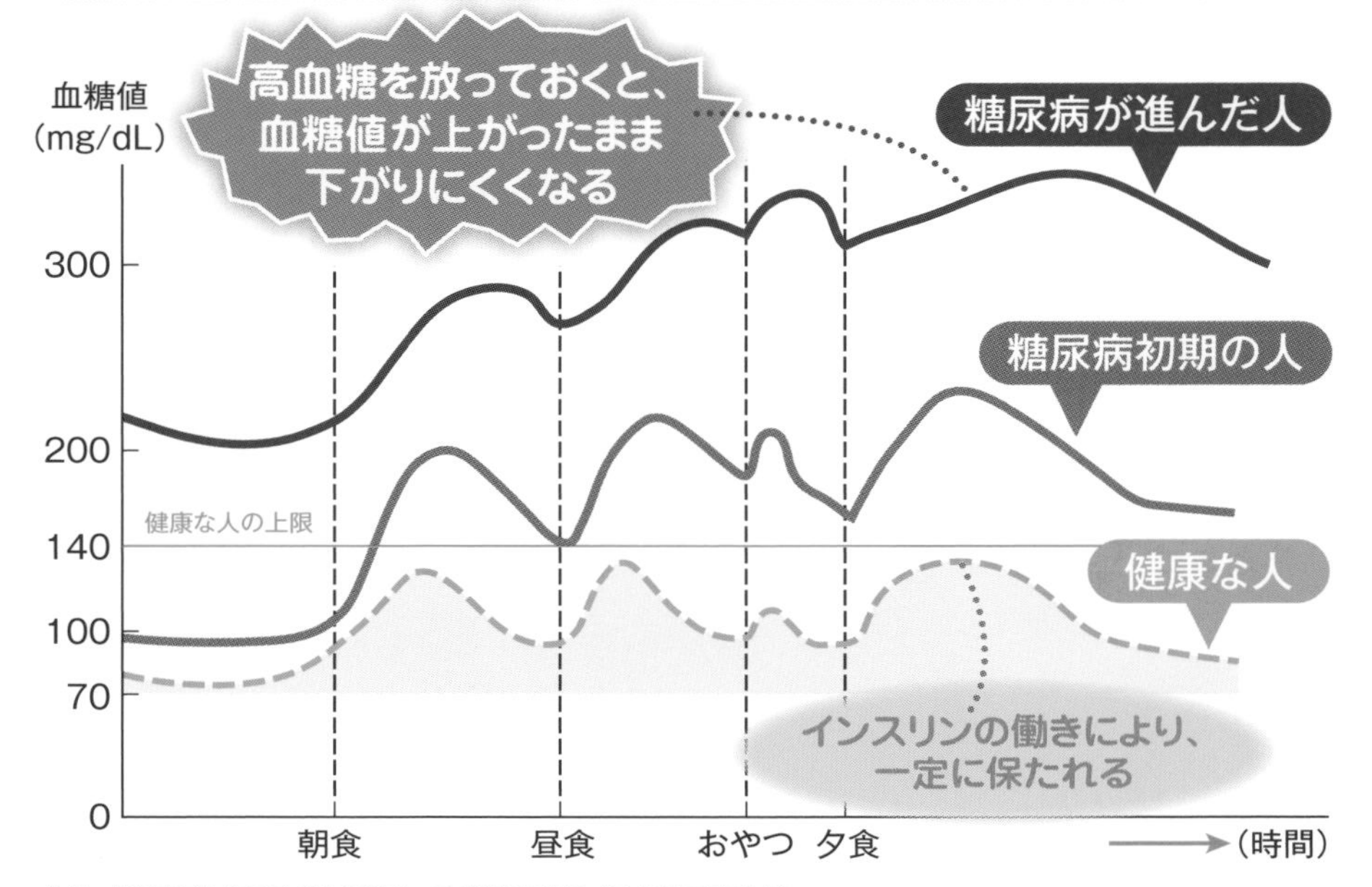

参考：『糖尿病治療の手びき2017　改訂第57版』（日本糖尿病学会）

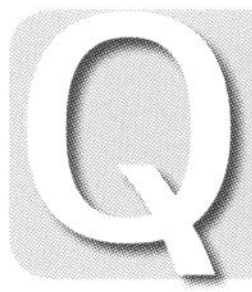

血糖値が高いと、甘いものは食べてはいけないのですか?

A 食べてはいけないものはない。量や頻度に気をつければ大丈夫。

高血糖や糖尿病と診断されると、「好きなものを食べられなくなる」とショックを受ける人は多いですが、そんなことはありません。果物もお菓子も食べることはできます。

ただし、量と頻度が問題です。ブドウ糖自体は血糖値を上げやすいうえ、洋菓子などには脂質も多く含まれているので、肥満の一因にもなります。お菓子はたまに少量を楽しむ程度にし、果肉をデザートとして食後に食べるなどしていきましょう。

“回数”と“量”を減らすことから始める

ショートケーキ１個（100g）
314kcal

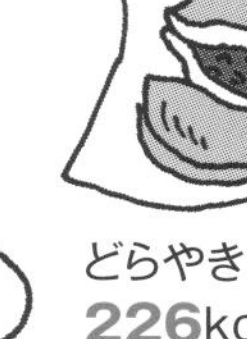

どらやき１個（80g）
226kcal

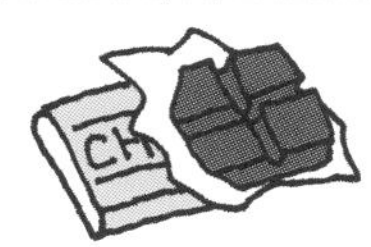

ミルクチョコレート１枚（60g）
331kcal

大福もち１個（100g）
223kcal

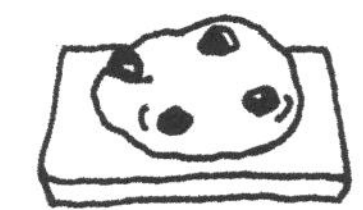

ここを工夫する!

- ☐ おやつは週2回までに減らす
- ☐ 1個食べていたものを、半分に減らす
- ☐ 洋菓子より和菓子や果物を選ぶ など

甘いものの楽しみ方について、詳細はP84～85へ

※数値は「日本食品標準成分表2020年版（八訂）」を参考。（　）内の数値は目安量。

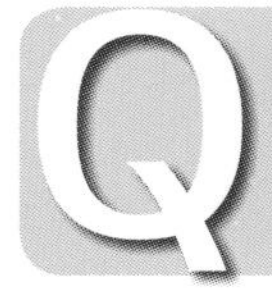

外食が中心なので、食生活の改善は難しいのですが。

A 「揚げ物は少なめ」「野菜は多め」など、ひと工夫するだけで改善できる。

高血糖や糖尿病は働き盛りの人々に急増していますが、このような人々は仕事が忙しく、昼食は外食を利用、夕食は夜遅くに帰宅してからと、健康的ではない食生活を強いられていることが多いものです。

だからといって、食生活の改善ができないわけではありません。丼物をやめて定食を選んだり、揚げ物を残して野菜料理を追加するなど、いくらでも工夫はできます。上手に外食を利用しましょう。

量と組み合わせに注意すれば、外食も可能

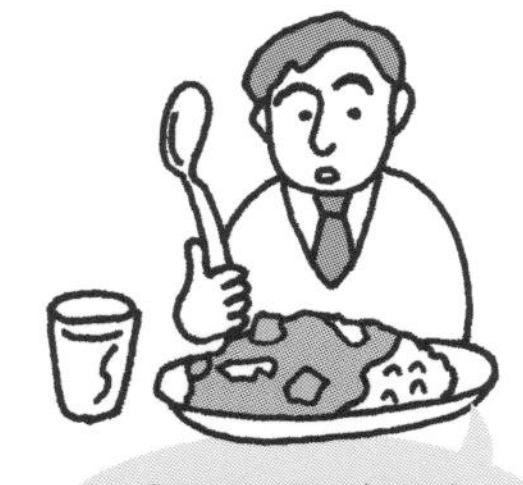

カレーライスや丼物が大好きです

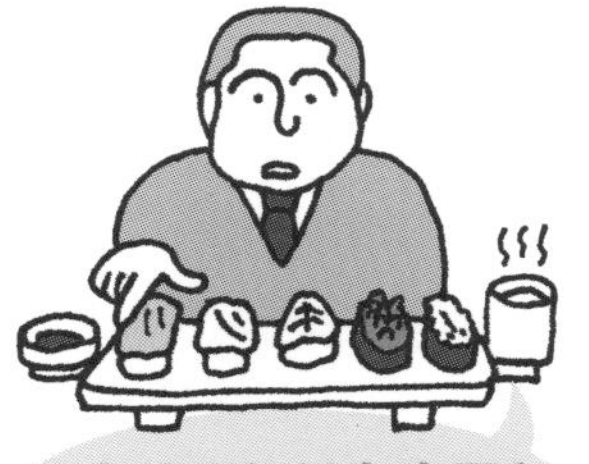

ハレの日にはお寿司と決めています

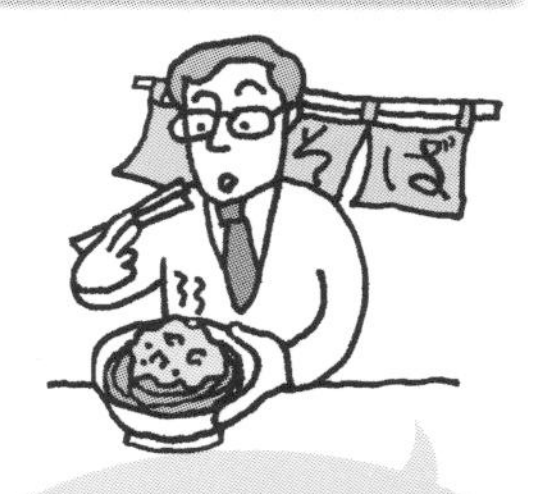

昼は立ち食いそばやうどんで済ませています

ここを工夫する!

- □揚げ物は減らし、サラダや小鉢で野菜を追加する
- □ワンプレートや丼物は具だくさんのものに
- □ソースなどはかけず、小皿に少量出して、つけて食べる

外食のとり方について、詳細はP78～81へ

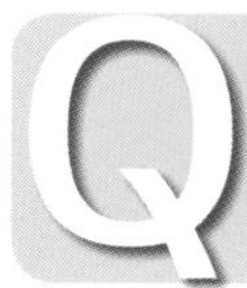

接待など、お酒を飲む機会がたくさんあります。血糖値に影響は？

A 飲みすぎは血糖値を上げる原因。“適量”を守って飲む。

アルコールは血糖値の状態を乱すため、重い糖尿病の人は禁酒となります。ただし、血糖値が高めの人で、血糖値のコントロールが良好かつ合併症を発症していない場合には、適量を飲んでもかまいません。

適量とは、1日に純アルコールで約20g。日本酒なら約1合、ビールなら500mℓ缶1本程度です。ふだんお酒をたくさん飲む人は、今より飲む量を半分に減らすことから始めていきましょう。

血糖値の状態を乱さない飲み方を

注意1　食べすぎにつながりやすい

アルコールには食欲増進作用がある。つい飲みすぎたり、おつまみなどを食べすぎてエネルギー過多をまねき、血糖値のコントロールを乱す。

注意2　ごはんとの等価交換はできない

アルコールそのものは、1mℓで約7kcalと高エネルギーで、しかも栄養素をほぼ含まない。ごはんやめん類など、炭水化物の代わりにはならない。

注意3　インスリンのバランスを崩す

アルコールはインスリンの分泌を抑える。また、中性脂肪を増やして肝臓に脂肪をためるため、肝臓でのブドウ糖の利用率が下がる。

ここを工夫する！

- □強いお酒は水やお湯で割り、少量に抑える
- □飲み会では、2杯目以降はノンアルコールに
- □野菜を使った料理をおつまみにする

お酒の飲み方や適量について、詳細はP74～75へ

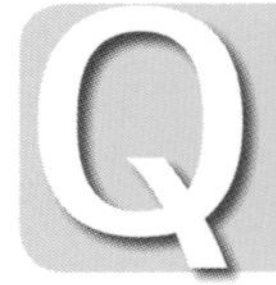

高血糖の改善のために運動するよう言われましたが、**時間がとれません。**

A まずは立っている時間を増やしたり、積極的に歩くことから始める。

運動するとブドウ糖がエネルギーとして消費されるため、高血糖の改善に効果的です。運動といっても、スポーツなどを始める必要はありません。立っている時間を増やすだけでも運動になるのです。歩く距離を増やしたり、速く歩いたり、階段を使うだけでも運動量は増えます。

また、例えば運動を１週間程度の短期間続けるだけでも、インスリンの働きがよくなります。まずは、やってみることが大切なのです。

“すき間時間”を使って、運動量を増やす

作戦1 通勤や移動の時間を利用して歩く

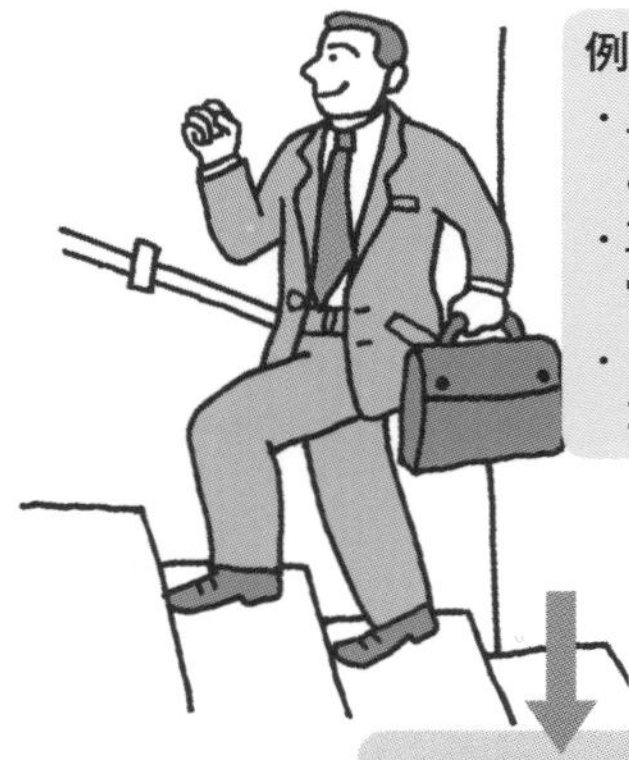

例
- エスカレーターより階段を使う
- 車よりも電車通勤に
- 1軒先のコンビニへ行く

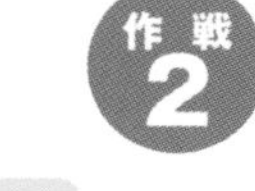

作戦2 立っている時間をできるだけ増やす

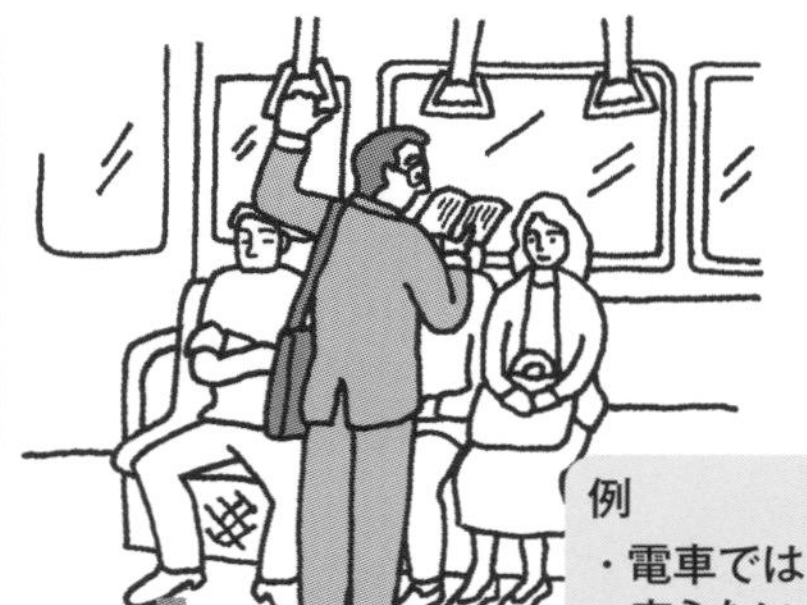

例
- 電車では座らない
- テレビは立って見る
- 新聞は立って読む

ブドウ糖が消費されたり、インスリンの働きがよくなって、高血糖が改善

運動について、詳細はP100～113へ

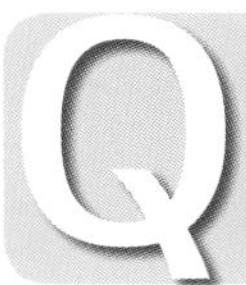

Q 血糖値は、薬でコントロールできるのですか？

A 早い段階から用いることで、血糖値改善に役立つ。

以前は食事・運動療法で血糖値が改善しない場合に、血糖値を調節する薬を使っていましたが、現在ではより早い段階から薬物療法を取り入れ、血糖値をよい状態に保つようになってきています。これは、高血糖の状態が続くと膵臓（すい）に負担がかかり、インスリンの分泌がさらに低下してしまうからです（P38 ～ 39 参照）。

低血糖を起こすのでは、と心配する人もいますが、低血糖を起こさない薬が多く用いられています。

薬でインスリンの分泌機能を回復する

早期の薬物療法 ＋ 食事療法 / 運動療法

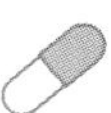
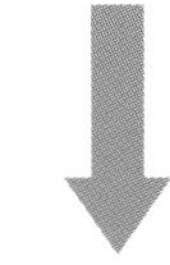

インスリンの効きをよくする
例：ビグアナイド薬、チアゾリジン薬　など

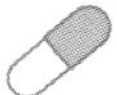

糖の吸収や排泄を調節する
例：α-グルコシダーゼ阻害薬、SGLT２阻害薬　など

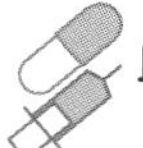

血糖値を上げるグルカゴンの分泌を抑える
例：DPP-4阻害薬、GLP-1受容体作動薬　など

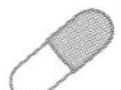

インスリンの分泌を促す
例：スルホニル尿素薬、グリニド薬　など

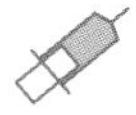

不足しているインスリンを補う
例：インスリン製剤　など

血糖値をコントロールしながら、膵臓の機能を回復できる

作用の異なる薬の併用や、必要に応じてインスリン製剤を用いる治療によって（P40 ～ 42参照）、早期から血糖値をよい状態に維持。インスリンを分泌する膵臓の機能回復が期待できる。

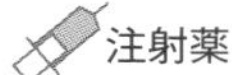

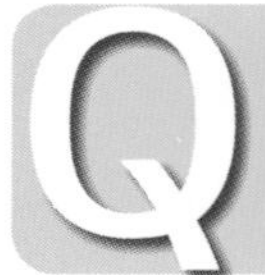

薬で数値がよくなるなら、生活改善は必要ないのでは?

A 生活習慣を改善しない限り、根本的に解決しない。

血糖値が高くなった原因は、ほとんどの場合、食べすぎなどの食生活と運動不足です。ですから、たとえ早い段階で薬を使って血糖値をもとに戻しても、原因をなくさない限りは根本的な解決にはなりません。

まだ糖尿病ではないものの血糖値が高い、という人が食事と運動療法を行うだけで、糖尿病の発症率が半分以下になることがわかっています。高血糖を改善するには、健康的な生活を送ることが大事なのです。

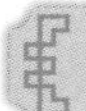

食事療法や運動療法を行うメリット

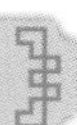

メリット1 糖尿病の発症率が50%以下になる

血糖値が正常高値もしくは境界型（P14参照）の段階の場合、食事と運動療法によってインスリンの働きを回復させると、糖尿病の発症率を半分以下に抑えられる。

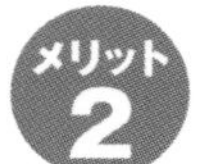

メリット2 血糖値だけでなく、肥満も解消できる

食事療法で栄養バランスを整え、運動で脂肪の燃焼効果を高めると、肥満を解消できる。肥満は血糖値を上げる原因の1つでもあるため、血糖値のコントロールに役立つ。

メリット3 高血圧や脂質異常症の予防・改善にもつながる

適切な食事と運動療法を行うことで、血圧をコントロールしたり、血液中の余分な脂質を減らすなど、高血圧や脂質異常症の予防・改善効果も期待できる。

メリット4 薬を服用中の人は、薬の使用量が減ることも

食事・運動療法で高血糖の原因となる生活習慣を改善し、血糖値のコントロールを良好に保てば、薬の使用量が減ったり、服用をやめることもできる。

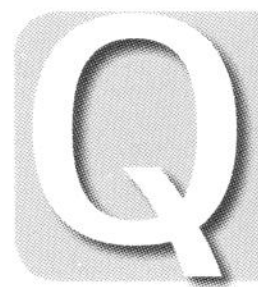

高血糖や糖尿病は、子どもにも遺伝するのでしょうか？

A 可能性はある。生活習慣によって発症しやすくなる。

糖尿病には、インスリンが体内でつくられなくなる「１型糖尿病」と、生活習慣が引き金となる「２型糖尿病」があります。日本人に多いのは２型で、食後に分泌されるインスリンの量が少ない、働きが弱いといった体質が関係しているようです。

“体質”が遺伝する可能性はありますが、２型糖尿病を発症するかどうかは、生活習慣がより大きく関与しています。食べすぎや運動不足などが続けば、発症しやすくなります。

確率は低く、必ずしも遺伝するわけではない

子

インスリンの分泌が低いという体質

遺伝する可能性はある

母　父

両親がともに２型

&

両親のどちらかが２型

or

２型糖尿病

食べすぎ

運動不足

肥　満

ストレス

生活習慣が引き金となりやすい

子どもに体質が遺伝した場合、食べすぎや運動不足など生活習慣が引き金となって発症しやすい。食生活の乱れに注意し、ふだんから体を動かす習慣を身につけさせることが大切。

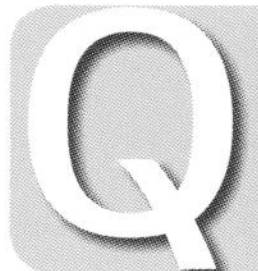

Q 太っている人は血糖値が上がりやすいと聞きますが、本当ですか?

A 内臓脂肪がインスリンの働きを低下させるために、血糖値が上がる。

肥満には「内臓脂肪型肥満」と「皮下脂肪型肥満」があり、生活習慣病と関わりが深いのは前者です。血糖値との関係においては、内臓の周囲に脂肪がたまるとインスリンの働きが低下し、血糖値が上がります。

肥満であるかどうかはＢＭＩを計算すればわかります(下記参照)。また、内臓脂肪型肥満の特徴である腹囲にも注目しましょう(P25参照)。いずれも基準値を超えている場合、生活改善と減量が必要です。

BMIが25以上の人は、減量の必要がある

参考:『肥満症診療ガイドライン2016』(日本肥満学会)

BMI(ボディ・マス・インデックス)
体格指数のこと。肥満の基準値として用いられる。身長と体重から計算する。

＝ 現在の体重 (　　)kg ÷ 身長 (　　)m ÷ 身長 (　　)m

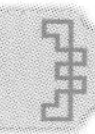

例 体重 80kg、身長 175cm の男性の場合
80 ÷ 1.75 ÷ 1.75 = 26.1…**約 26**

ＢＭＩ	18.5 未満	18.5 ～ 25 未満	**25 以上**
体 格	や せ	ふつう	**肥 満**

肥満のある人は、目標体重を定め減量に努める

目標体重(kg)=身長(m)×身長(m)× 22
例 身長が 175cm の男性の場合
1.75 × 1.75 × 22 = 67.375 **約 67kg**

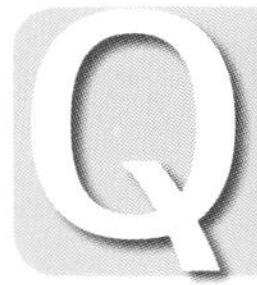

血糖値が高いと、“メタボ”になるのですか？

A 高血糖をまねく生活習慣が、肥満・高血圧・脂質異常症を併発する。

メタボリックシンドローム（メタボ）とは、内臓脂肪型肥満に加え、高血糖、高血圧、脂質異常症のうち２つ以上にあてはまることをいいます。これらはいずれも血管の動脈硬化を引き起こしますが、重なると強く動脈硬化を進め、心筋梗塞(しんきんこうそく)や脳卒中のリスクを高めます。

高血糖の人は、食べすぎや運動不足など、生活習慣の乱れから肥満などメタボの要因を併発させやすいため、メタボになりやすいといえます。

高血糖は、メタボの4大要因の1つ

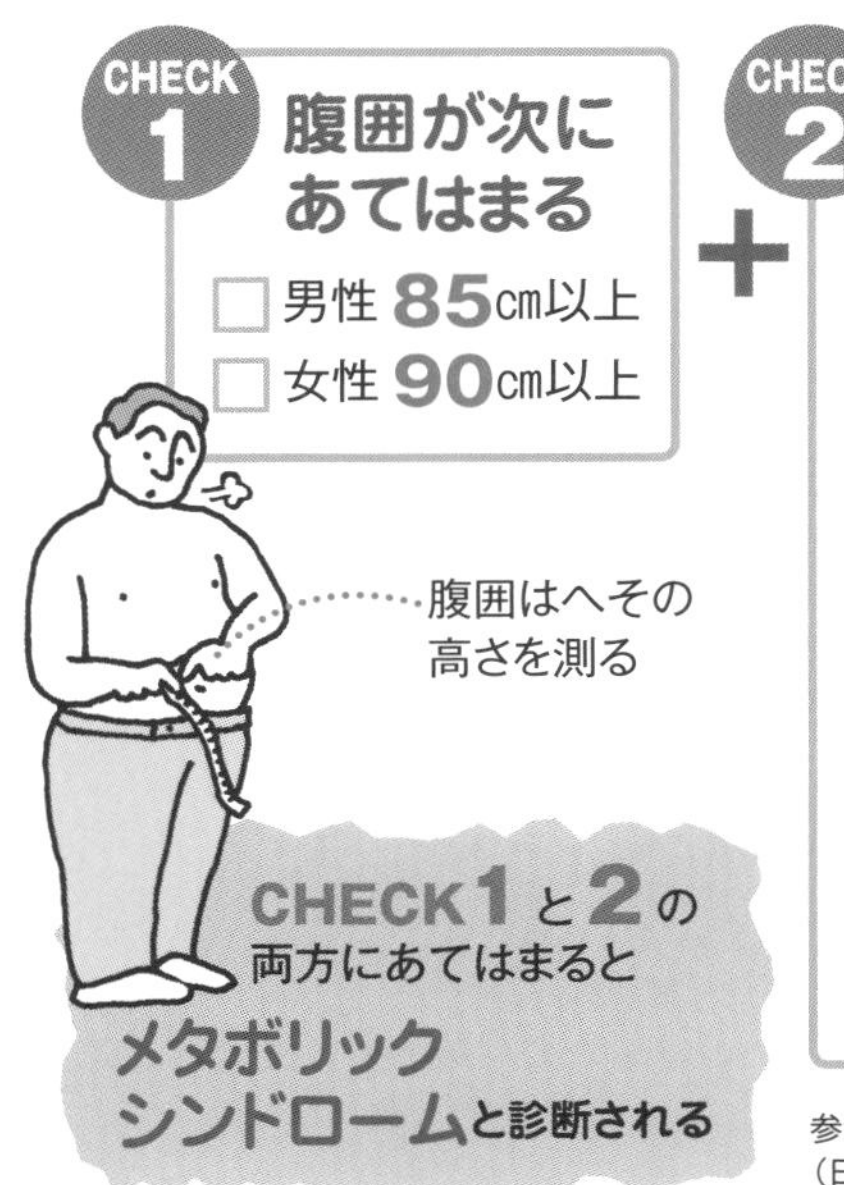

CHECK 1
腹囲が次にあてはまる
□ 男性 85㎝以上
□ 女性 90㎝以上
腹囲はへその高さを測る
CHECK 1と2の両方にあてはまると
メタボリックシンドロームと診断される

＋

CHECK 2 血糖値、血圧、血中脂質のうち２つ以上にあてはまる

血糖値
- □ 空腹時血糖値 110mg/dℓ以上

血圧 どちらか or 両方にあてはまる
- □ 収縮期血圧（上の血圧）130mmHg以上
- □ 拡張期血圧（下の血圧）85mmHg以上

血中脂質 どちらか or 両方にあてはまる
- □ 中性脂肪値 150mg/dℓ以上
- □ HDL コレステロール値 40mg/dℓ未満

参考：『動脈硬化性疾患予防ガイドライン2017年版』（日本動脈硬化学会）

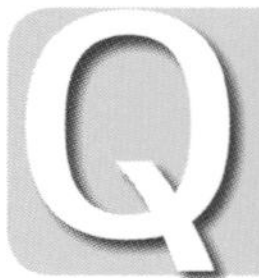

太っていないのに、健診で血糖値が高かったのですが……。

A もともとインスリンの分泌量が少なかったり、インスリンの働きが低下したため。

日本人では、肥満していないのに血糖値が高かったり、糖尿病を発症している人が多くみられます。これは、“体質”を遺伝的に引き継いで(P23参照)もともとインスリンの分泌量が少なかったところに、食べすぎやふだんの活動量の低下などが重なり、インスリンの働きが追いつかなくなってしまったためです。

このような場合、生活改善や、薬物療法でインスリンの分泌を刺激するとよくなるケースが多くあります。

生活環境の変化が高血糖の引き金に

少ないインスリンでも血糖値のコントロールが可能

インスリンの分泌量が少なくても、食事のバランスがよく、仕事やふだんの生活において適度な活動量を保てば、インスリンがよく働く。

適度な活動量 ＋

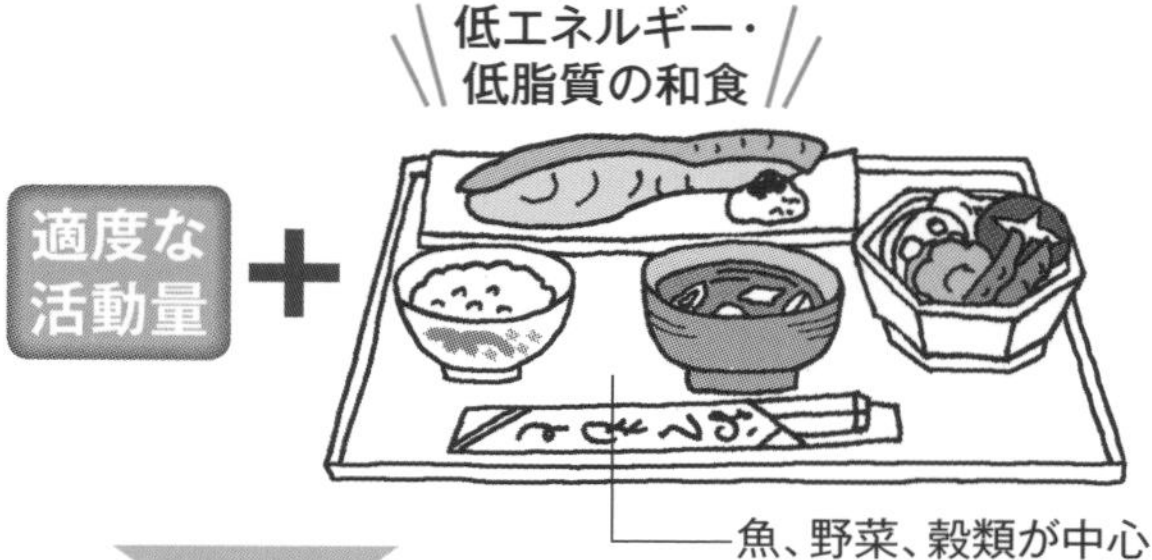
低エネルギー・
低脂質の和食
魚、野菜、穀類が中心

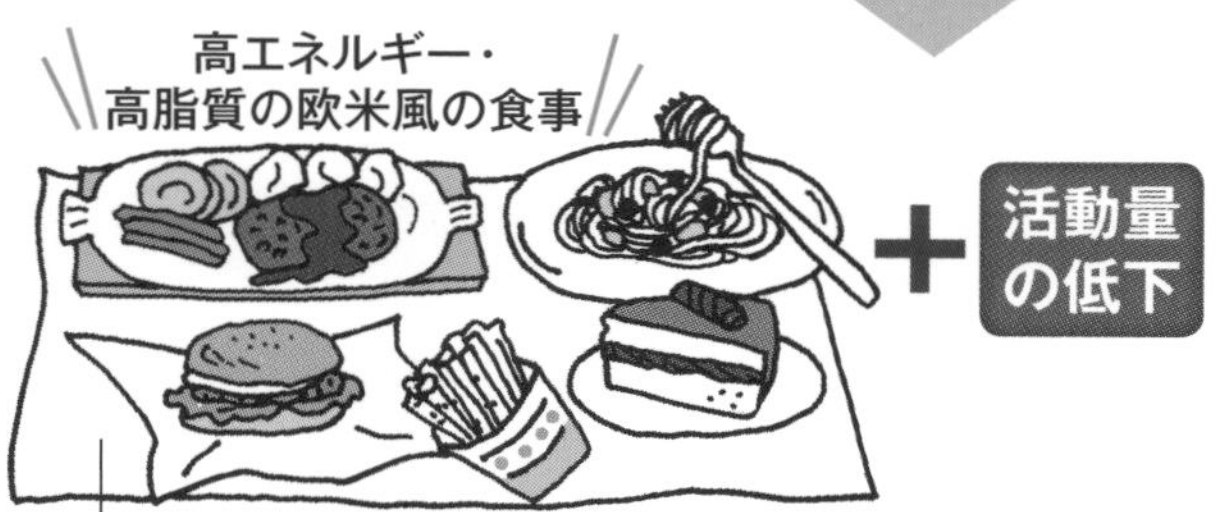
高エネルギー・
高脂質の欧米風の食事
肉や揚げ物などが中心

＋ 活動量の低下

生活環境の変化などでインスリンの働きが追いつかなくなる

食事内容の変化や、仕事内容が変わって座っている時間が増えるなど、生活環境が変わってインスリンの働きが追いつかなくなると、血糖値が上がり始める。

高血糖を放置すると
こんなに怖い!

PART 2

“糖尿病”って
どんな病気?

血糖値は膵臓からのインスリンが調節する

〝糖のながれ〟に異常が生じると、高血糖に

なぜ高血糖になるのか、その鍵を握るのが、膵臓のβ細胞から分泌される「インスリン」というホルモンです。食事によって体内にブドウ糖が入ると、それに応じてインスリンの分泌量が増え、ブドウ糖が肝臓や筋肉に取り込まれて、全身の臓器でエネルギーとして利用されます。この〝糖のながれ〟が正常だと、血糖値が安定します。健康な人なら、食後でも150㎎／dℓを超すことはまずないでしょう。

しかし、インスリンの分泌量や働きが低下していると、ブドウ糖がうまく使われず、血液中にあふれ出て高血糖になります。このときブドウ糖が悪者扱いされやすいのですが、決してそうではありません。もともと私たちの体は1日に300～700ｇものブドウ糖を使い、睡眠中も1時間に10ｇほど消費しています。私たちはこれだけのブドウ糖を毎日、的確に食事から補う必要があるのです。

つまり、血糖値が高い人は、大切なブドウ糖をきちんと有効に利用できていないことが問題なのです。

主な要因は食べすぎや運動不足。余分なブドウ糖が肝臓にたまって「脂肪肝」となったり、筋肉に蓄積して「脂肪筋（P100参照）」が引き起こされたりすると、インスリンの働きが低下し、ブドウ糖が有効利用されないという状況をまねきます。

インスリンの働きを高め、血糖値を正常に戻す

高血糖を放置していると、膵臓は多量のインスリンを分泌し続け、やがて疲れ切ってしまいます。β細胞が強く障害されると、薬を使ってもよい状態に戻すことはできません。

高血糖を指摘されたら、糖尿病を正しく理解し、すぐに対策をとりましょう。PART3を参考に、「食べすぎを防ぐ」「脂肪肝を改善する」「運動で脂肪筋を改善する」の3点を行えば、インスリンの働きがよくなり、血糖値はもとに戻ってきます。

健康な人における、食後の“糖のながれ”

1 体内に糖が流れ込み、血糖値が上がる

2 膵臓からインスリンが分泌される

3 肝臓、筋肉、脂肪へブドウ糖が取り込まれる

4 血糖値が下がり、安定する

血糖値が常に一定の範囲に保たれる

健康な人は、食事をとるたび膵臓から十分量のインスリンが分泌され、ブドウ糖が全身の細胞で使われる。血糖値は常に一定に。

インスリンによって糖が全身で利用される

肝臓へ

ブドウ糖とともにインスリンが肝臓へ流れ込むと、インスリンの働きによってブドウ糖が肝臓に取り込まれ、グリコーゲンとして貯蔵される。

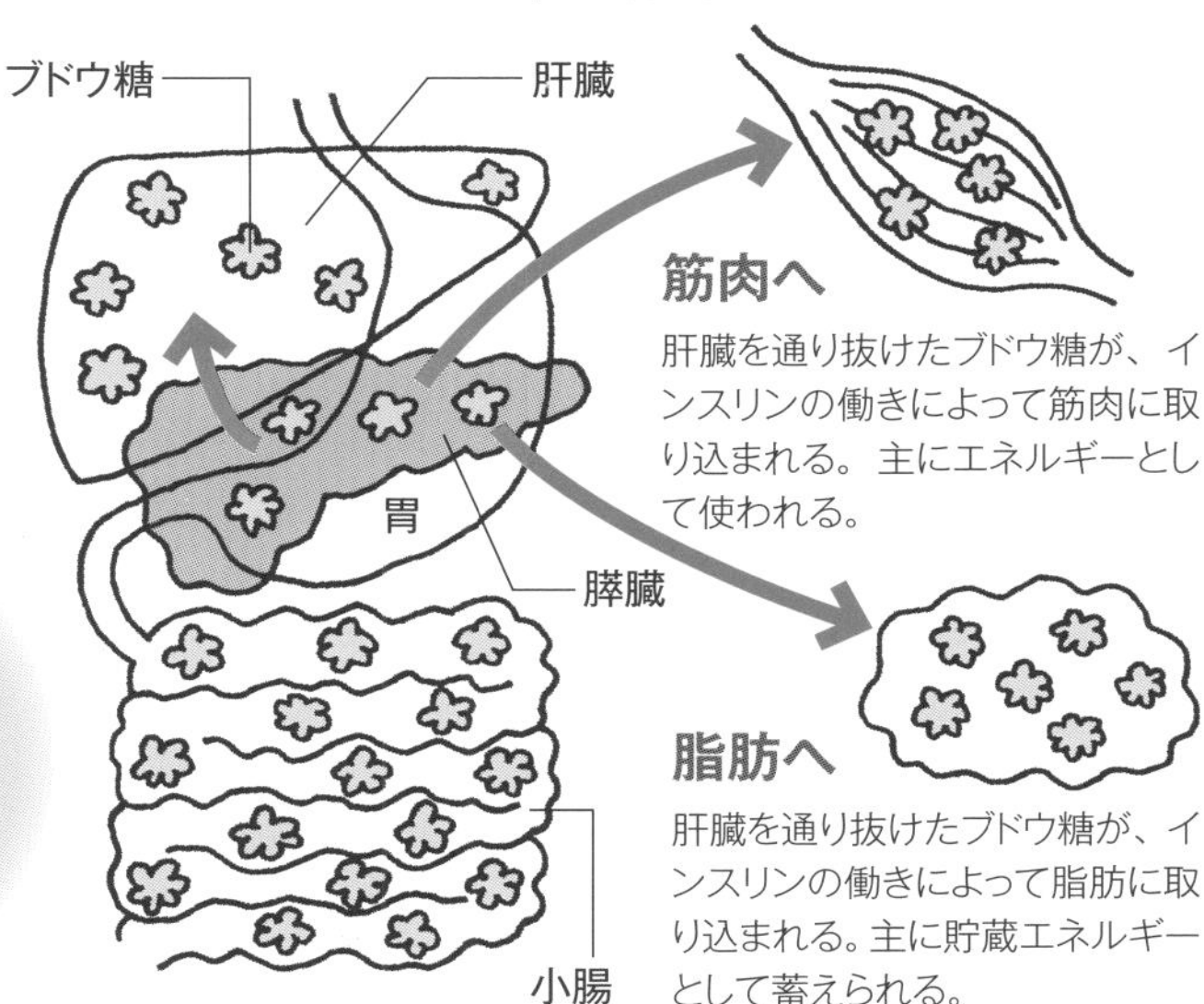

筋肉へ

肝臓を通り抜けたブドウ糖が、インスリンの働きによって筋肉に取り込まれる。主にエネルギーとして使われる。

脂肪へ

肝臓を通り抜けたブドウ糖が、インスリンの働きによって脂肪に取り込まれる。主に貯蔵エネルギーとして蓄えられる。

インスリンの分泌や働きが正常だと、ブドウ糖が全身で有効利用される

生活習慣が原因の2型糖尿病が急増している

圧倒的に多いのは2型糖尿病

糖尿病には、「1型糖尿病」「2型糖尿病」「その他の原因による糖尿病」「妊娠糖尿病」の4タイプがあります（P32〜33参照）。

このうち世界中で急増しているのが、生活習慣が引き金となる2型糖尿病です。高エネルギー・高脂質の食事は、血糖値を上昇させ、インスリンの分泌を低下させます。また、身体活動量が低下していると、内臓脂肪型肥満をまねき、インスリンの働きが低下します。こうした生活を続けていると、やがて糖尿病を引き起こすのです（左図参照）。

高血糖と指摘されたら、すぐに治療を始めよう

糖尿病になっても初期は症状が現れないため、放置する人が少なくありません。これを〝糖尿病放置病〟と呼んでいますが、症状がない間にも体内は徐々に蝕まれています。

問題なのが、血管への影響です。高血糖の状態が続くと血管障害が進み、足の壊疽や失明、腎症、心筋梗塞などを発症することがあります。

こうした合併症を防ぐには、高血糖を指摘されたらすぐに生活改善に取り組み（PART3参照）、適切な治療を受け、〝高血糖ではなかったとき〟の状態に戻すことが重要です。

血糖値マメ知識

血糖値や尿糖は自分でも調べられる

細い専用針を指先に刺して少量の血液を採り、3秒で血糖値を測定する「血糖自己測定器」や、尿に試験紙をつけて色が変化するかを見る「尿糖試験紙」を使えば、自分で血糖値や尿糖（血糖が尿中にこぼれ出たもの）を調べられます。空腹時血糖値が正常でも食後に血糖値が高くなる人もいますし、家族が糖尿病の人は高血糖になりやすいので、一度測定してみましょう。尿糖試験紙は薬局などで購入でき、手軽に試せます。

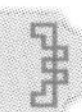

発症や悪化の主な原因は、ありふれた生活習慣

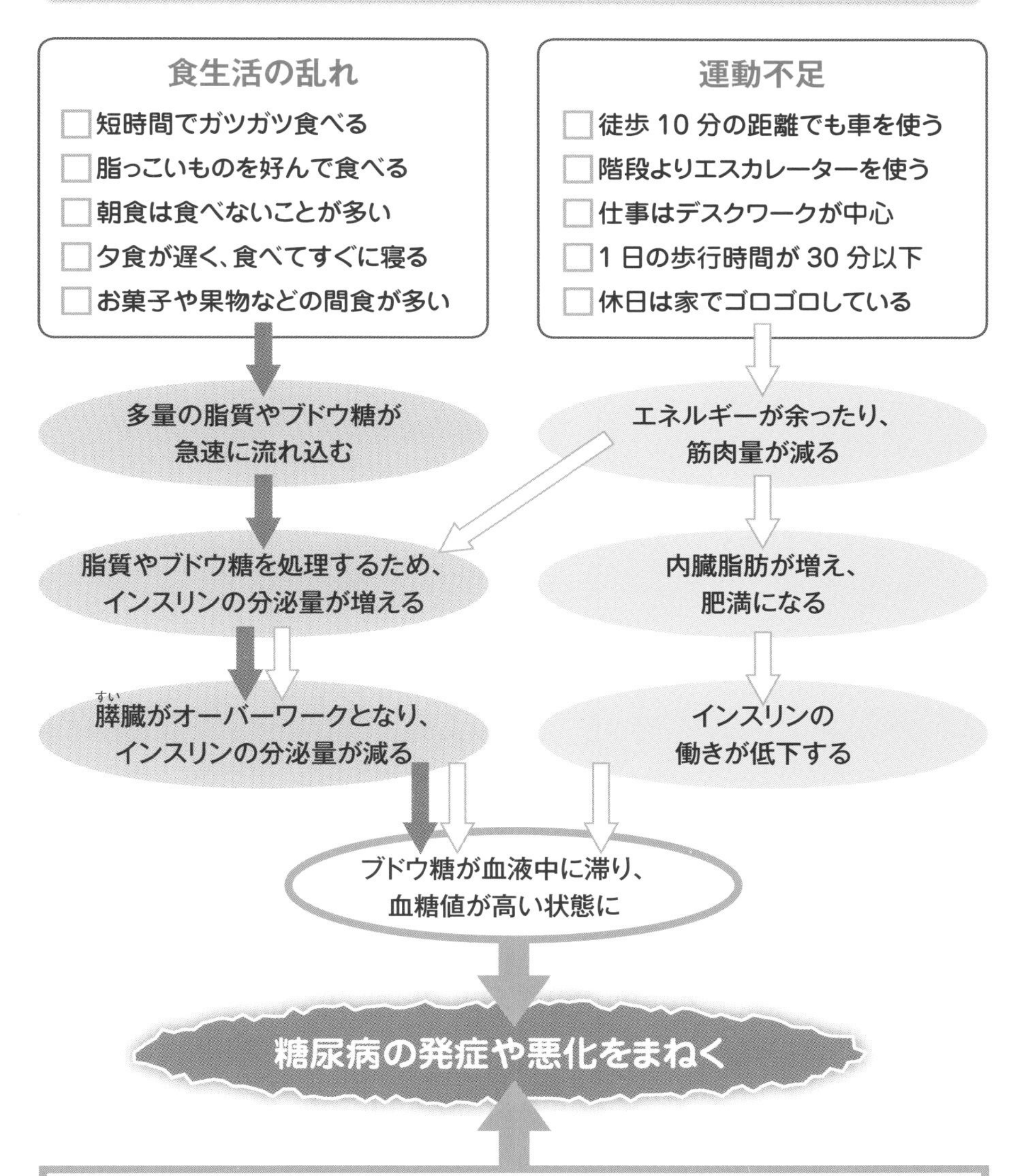

食生活の乱れ
短時間でガツガツ食べる
脂っこいものを好んで食べる
朝食は食べないことが多い
夕食が遅く、食べてすぐに寝る
お菓子や果物などの間食が多い
運動不足
徒歩10分の距離でも車を使う
階段よりエスカレーターを使う
仕事はデスクワークが中心
1日の歩行時間が30分以下
休日は家でゴロゴロしている
多量の脂質やブドウ糖が急速に流れ込む
エネルギーが余ったり、筋肉量が減る
脂質やブドウ糖を処理するため、インスリンの分泌量が増える
内臓脂肪が増え、肥満になる
膵臓がオーバーワークとなり、インスリンの分泌量が減る
インスリンの働きが低下する
ブドウ糖が血液中に滞り、血糖値が高い状態に
糖尿病の発症や悪化をまねく

体質や加齢なども原因となる

糖尿病の発症には、遺伝的な体質や、加齢、ストレス、不眠など、さまざまな原因が絡み合って起こる。

加齢　体質・遺伝　妊娠　不眠　ストレス

原因によって、大きく4タイプに分かれる

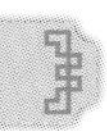

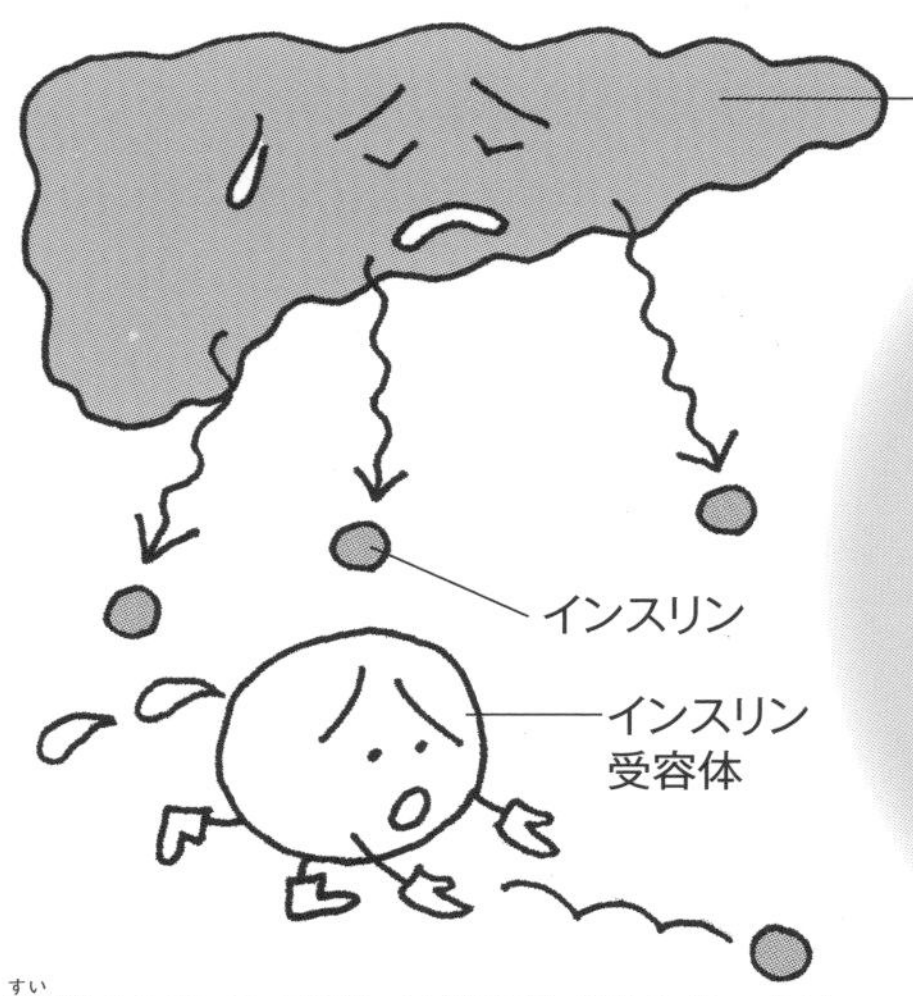

膵臓からのインスリンの分泌量が少なかったり、細胞の受容体がインスリンをうまく受け取れず、インスリンの働きが悪い状態。

インスリンの
分泌や働きが悪い

2型糖尿病

インスリンの分泌量が不足していたり、働きが低下していることが原因となる。初期には自覚症状がほとんど現れない。高血糖が長年続くと、糖尿病３大合併症（糖尿病網膜症、糖尿病神経障害、糖尿病腎症）や、心筋梗塞などの冠動脈疾患を発症しやすくなる。

どんな人がなりやすい?

●生活習慣の乱れや体質によって起こる

高エネルギー・高脂質の食事や運動不足、ストレス過多など、生活習慣が乱れている人や肥満の人、２型糖尿病の血縁者がいる人に多く発症する。肥満ではないものの、内臓脂肪が多いという人も発症しやすい。

●働き盛りの若い世代に増えてきている

長年の生活習慣が要因であるため、中年世代～高齢者に多い病気だが、最近では働き盛りの40歳代を中心に増えてきている。また、大学生など若い人や、子どもに増えていることも問題になっている。

主な治療法は?

●食事・運動療法で血糖値の状態をよくする

食事療法と運動療法を続けながら、血糖値の状態を良好に保つ。運動療法といっても、特別なスポーツを始める必要はなく、日常の中で立っている時間や歩く時間を増やすだけでも効果が得られる（P102～107参照）。

●経口薬やインスリン注射によるより早めの薬物療法

高血糖が続くと、膵臓のインスリンを分泌する細胞がうまく働かなくなるため、早めに薬物療法を行って高血糖を改善する。経口薬やインスリン注射があり、作用の仕方や効果の持続時間によって種類が分かれる。

インスリンがつくられない

1型糖尿病

膵臓のランゲルハンス島に炎症が起きて、そこにあるβ(ベータ)細胞が破壊されてしまい、インスリンがつくられなくなって発症する。β細胞が破壊される原因は、ウイルス感染や免疫異常によると考えられている。

どんな人がなりやすい?

●女性のほうがなりやすい
●若いときに多く発症する

1型糖尿病は、糖尿病全体の1%以下。男性より女性に多くみられ、男女ともに思春期など若いときに多く発症する。インスリンがつくられないため、生活習慣にかかわらず、ただちに症状が現れる。

主な治療法は?

●インスリンによる薬物療法
●食事・運動療法

体内でインスリンがつくられないため、インスリン療法(注射)が必要不可欠。食事・運動療法も並行して行う(PART3参照)。血糖自己測定器で薬の効果を見ながら、低血糖に注意し、良好な血糖コントロールを維持する。

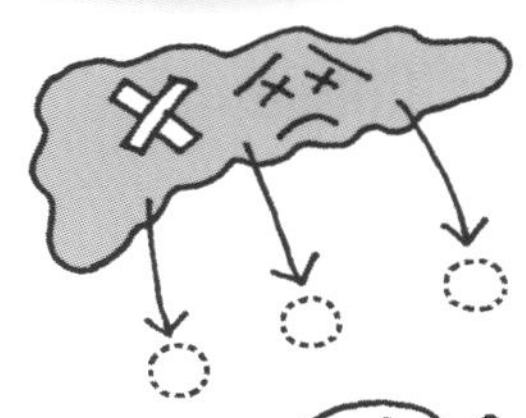

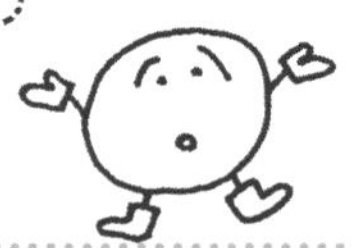

細胞の受容体は正常に働いているが、膵臓からインスリンそのものが分泌されない状態。

病気や薬剤によって起こる

その他の原因による糖尿病

膵臓や内分泌、肝臓などの病気の影響や、血糖値を上げる作用のある薬剤を継続使用していることにより、発症する。経過は原因によって異なる。

なりやすい人と、主な治療法は?

脂肪肝やウイルス性肝炎などで肝機能障害が進み、発症するケースが多い。また、肝がんや膵がんから糖尿病になる人も。いずれの場合も、早期発見と治療が肝心となる。血糖値をコントロールしながら治療を進める。

妊娠によって血糖値が上がる

妊娠糖尿病

妊娠中は、胎盤から分泌されるホルモンがインスリンの働きを弱める。その際、インスリンが十分に分泌されないと発症する。出産後に血糖値は正常に戻るが、将来、糖尿病の発症リスクが高くなる。

なりやすい人と、主な治療法は?

糖尿病の血縁者がいる人、肥満の人、妊娠中に体重が増えすぎた人がなりやすい。飲み薬は使用できないため、食事・運動療法(P124~126参照)で血糖値が下がらない場合には、速やかにインスリン療法を行う。

高血糖がさまざまな合併症をまねく

失明や足の切断、透析療法が必要になることも

糖尿病の怖いところは、気づかないうちに全身の血管の障害が進んでいることです。特に細い血管が障害されて起こる「糖尿病神経障害」「糖尿病網膜症」「糖尿病腎症」は、糖尿病に特有の合併症で〝糖尿病3大血管障害〟と呼ばれています。

いずれも初期には自覚症状がなく、放置した結果、失明したり、足の壊疽により切断を余儀なくされたり、腎機能が低下して透析療法が必要になることもあります。この段階になって慌てて受診する人が少なくないのが現状です。

神経障害は、高血糖の段階から現れやすい

3大血管障害のうち、比較的早く発症するのは神経障害です。足のしびれや違和感などは、糖尿病以前の境界型（P14参照）の段階から起きていることもあります。ただ、軽い症状を気に留めない人が多く、足が壊疽に至ってから治療を受ける人が後を絶ちません。最悪の事態を防ぐには、日頃から自分の足の状態に関心を持つことが大事です（P122参照）。

一般的には、糖尿病を発症して数年～5年程度で神経障害が現れ、次いで網膜症になり、10年程度で腎症を発症するケースが多くあります。

血糖値マメ知識

高齢者の高血糖は、認知症を進める

高齢者の高血糖で注意したいのは、認知症です。「糖尿病のある患者さんは認知症を早く発症する」という調査結果があります。原因はさまざまですが、脳でブドウ糖がうまく使われず、脳の機能が低下したり、合併症で起こる小さな脳梗塞が誘因となることもあります。以前と比べてもの忘れがひどくなったり、無関心になったり、怒りっぽくなった場合には、認知症の進行が疑われます。一度、医師に相談してください。

糖尿病による3大血管障害をチェック

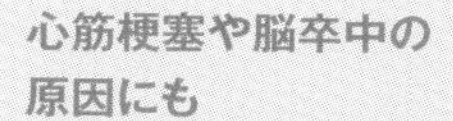

心筋梗塞や脳卒中の原因にも

心臓や脳などの動脈で血管障害が起こると、心臓や脳に十分な酸素や栄養が届かなくなる。その結果、心筋梗塞、狭心症、脳卒中など、命に関わる病気につながることもある。

詳細は
P36～37へ

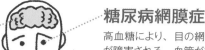

糖尿病網膜症

高血糖により、目の網膜の毛細血管が障害される。血管が詰まったりもろくなったりして、目に酸素や栄養が届かなくなり、目のかすみや視力の低下などをまねく。

▼▼悪化すると……

失明に至ることも

例
目がかすんでくる
➡ある日突然、視界が真っ赤に
➡網膜症と診断。手術をすることに

糖尿病腎症

高血糖により、腎臓の「糸球体」という器官の血管が障害される。血液をろ過する腎機能が低下するため、血液中に老廃物がたまり、悪化すると腎不全や尿毒症などを引き起こす。

▼▼悪化すると……

透析療法が必要に

例
足がむくんでくる
➡腎機能低下が進行する
➡腎不全となり、透析療法を行うことに

糖尿病神経障害

高血糖により末梢神経が障害され、足の指先に痛みを感じたり、しびれたりする。動脈硬化による血行障害などと重なると、皮膚や皮下組織が壊死する「壊疽」を起こしやすい。

▼▼悪化すると……

足の切断を余儀なくされることも

例
足の指先にケガをする
➡指先が次第に黒ずんでくる（壊疽）
➡炎症が進み、膝から下を切断することに

動脈硬化を進め、心筋梗塞や脳卒中を起こす

脳や心臓の血管で起こると、命に関わることも

糖尿病による血管障害は、細い血管だけでなく、太い血管にも起こります。太い血管では、動脈硬化（粥状動脈硬化）を進行させます（左図参照）。動脈硬化が進むと、血管が詰まったり、出血を起こしたりしますが、それが心臓の血管で起こると心筋梗塞を、脳の血管で起こると脳卒中を発症します。

どちらも、突然死をまねく危険のある病気です。助かったとしても、心筋梗塞なら心不全や不整脈、脳卒中なら半身麻痺や言語障害などの後遺症が残ることがあります。

高血圧や脂質異常症があると、進行しやすくなる

動脈硬化は、加齢や高血糖、さらに高血圧や脂質異常症が重なるといっそう進みます。高血糖、高血圧、脂質異常症は、内臓脂肪型肥満とともにメタボリックシンドロームの診断基準でもあり（P25参照）、これらが重なることで、心筋梗塞や脳卒中のリスクがぐっと高まるのです。

高血糖やメタボの人は、症状がなくてもすぐに生活改善（PART3参照）を始めることが大切です。血糖値とともに血圧、血中脂質の値もコントロールし、心筋梗塞や脳卒中を予防していきましょう。

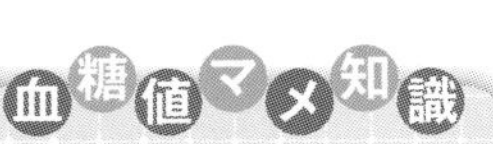

動脈硬化は、糖尿病予備軍から進む

“心筋梗塞や脳卒中は、糖尿病がかなり進行してから発症する”と思っている人が多くいますが、そうではありません。実は、軽い糖尿病の段階で発症することがとても多いのです。なぜなら、血管の動脈硬化は、糖尿病と診断される前の糖尿病予備軍（P14参照）の段階から進んでいるからです。“まだ軽度の糖尿病だから大丈夫”と油断して放置せずに、早い段階から適切な治療を受け、改善に努めてください。

動脈硬化はこのように進行する

1 血糖値が上がると血管の壁が傷つく

ブドウ糖が全身で利用されず、血液中に余ると、血管壁が傷つく。高血圧や脂質異常症などがあると、さらに傷つきやすくなる。

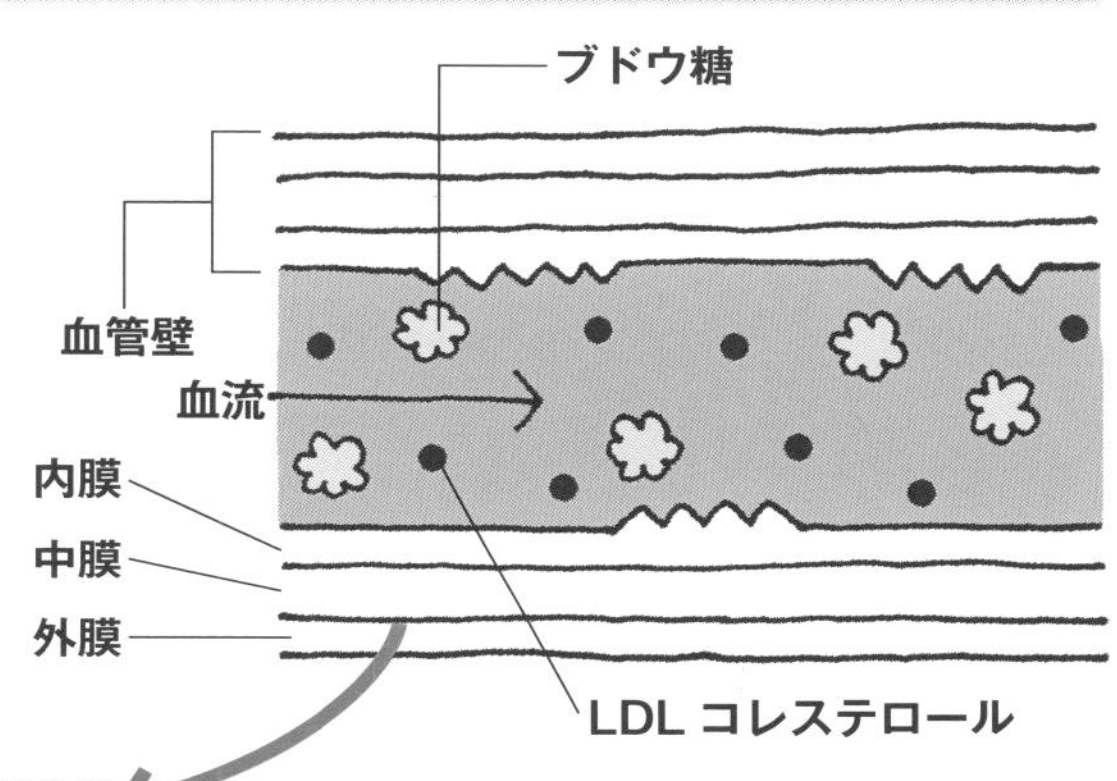

2 傷ついた血管壁から、余分なコレステロールが入り込む

血管壁が傷つくと、そこから悪玉のLDLコレステロールが入り込み、酸化LDLコレステロールになる。

酸化 LDL

3 マクロファージが酸化 LDL を取り込む

血管壁内の酸化LDLを、白血球の一種である「マクロファージ」が取り込む。取り込み切れなくなると、コレステロールの塊（粥腫）となる。

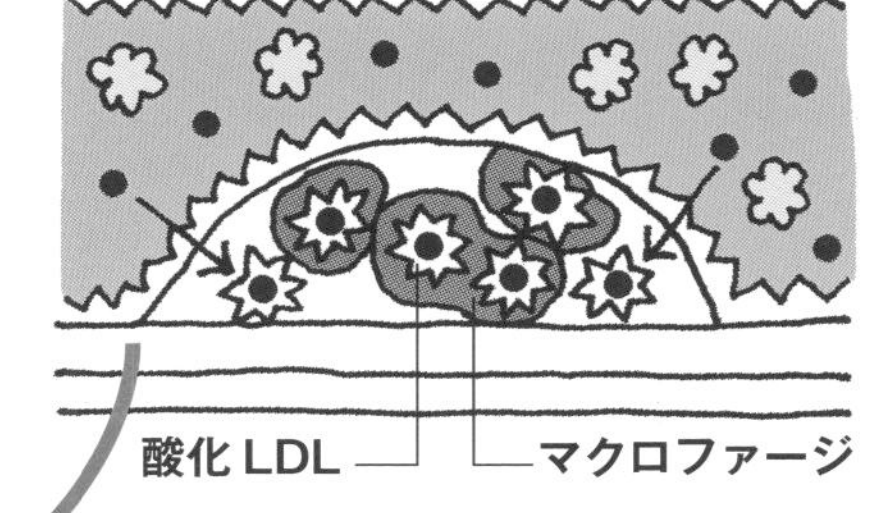

4 血管の中に大きな粥腫ができて、血液が流れにくくなる

粥腫がはがれて血管が詰まると、脳梗塞や心筋梗塞を起こす！

コレステロールの塊（粥腫）

食事と運動に加え、早めの薬物療法が肝心

薬物療法は最後の手段ではない

2型糖尿病の場合、これまでは、食事療法と運動療法による生活改善を続けても血糖値が十分に下がらないときに、薬物療法を検討するという流れが一般的でした。しかし、生活改善だけでは血糖値が改善しない場合、その間に病状が進んでしまうという問題がありました。

そのため、最近では糖尿病になる前の「正常高値」や「糖尿病予備軍」(P14参照)の段階から、積極的に薬を使うようになってきています。早く血糖値を調節することで、膵臓(すい)の機能回復が期待できるのです。

薬を使うことを怖がりすぎないで

〝薬を使うと低血糖を起こすのでは?〟と不安になる患者さんも多くいます。しかし、糖尿病の治療はここ数十年で大きく進歩しており、低血糖を起こさない薬が多く用いられています。また、〝インスリン注射は痛そうだから嫌だ〟という声も聞かれますが、痛みが少なく簡便になっています(P42参照)。早期から用いることで効果的に高血糖を治療できますから、使用をためらわず、前向きに検討することが大切です。

薬に関して不安や疑問があれば、気軽に医師に相談してみましょう。

血糖値マメ知識

認知症がある人は、より低血糖に注意

なかには、低血糖を起こしやすい薬を使わざるを得ない場合もあります。低血糖は重症化するとけいれんや意識障害などを起こし、命に関わることもあるため慎重に用います。特に認知症やその疑いがある高齢者は、薬を使ったことを忘れて重複して使用してしまうなどで低血糖を起こすケースが少なくありません。そういった人は医師と相談のうえ、血糖コントロール目標をHbA1c7.5～8.5%未満など高めに設定する場合があります。

インスリンなどに作用し、膵臓の負担を減らす

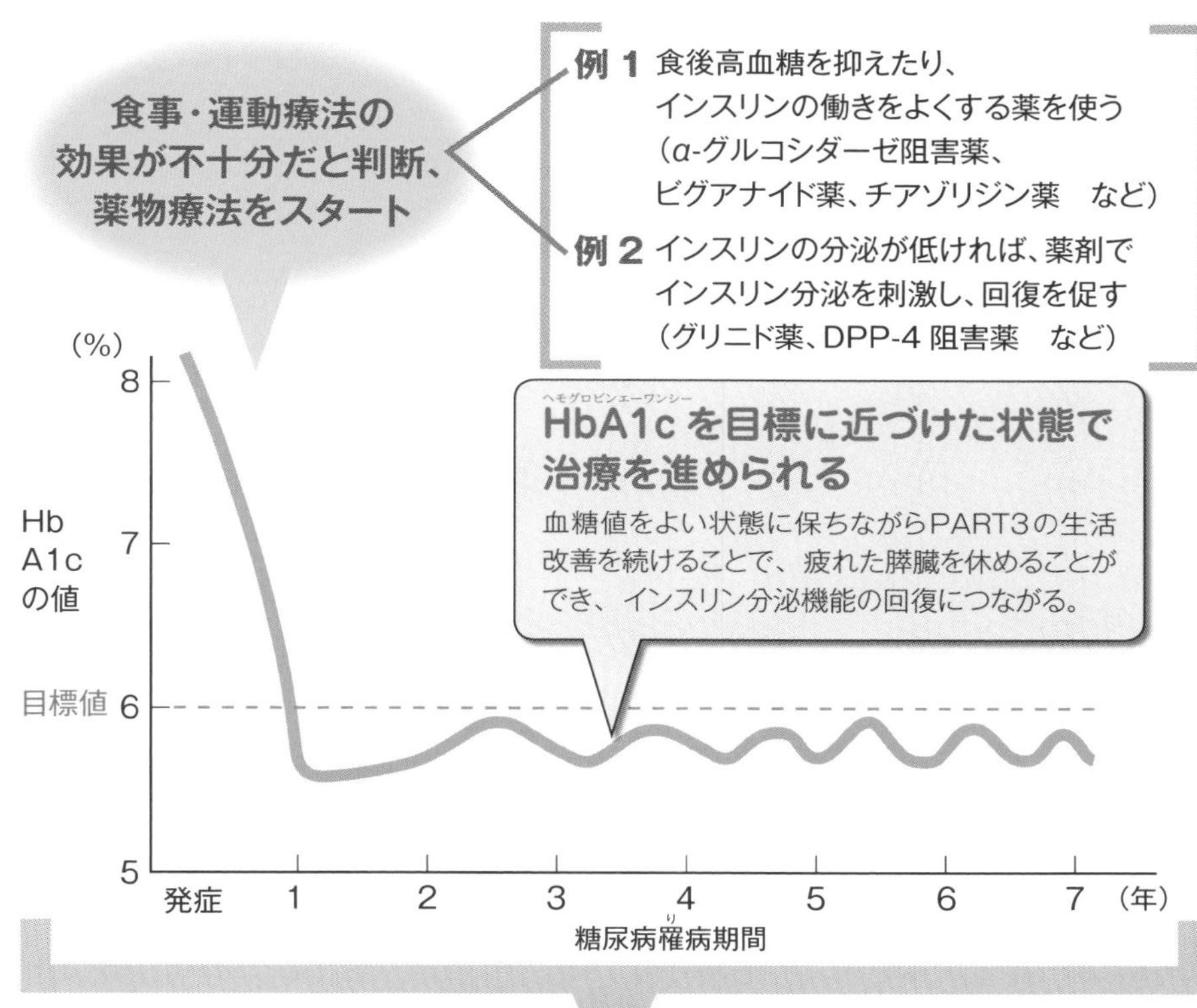

食事・運動療法の
効果が不十分だと判断、
薬物療法をスタート
例 1 食後高血糖を抑えたり、
インスリンの働きをよくする薬を使う
(α-グルコシダーゼ阻害薬、
ビグアナイド薬、チアゾリジン薬　など)
例 2 インスリンの分泌が低ければ、薬剤で
インスリン分泌を刺激し、回復を促す
(グリニド薬、DPP-4 阻害薬　など)
HbA1c を目標に近づけた状態で
治療を進められる
血糖値をよい状態に保ちながらPART3の生活
改善を続けることで、疲れた膵臓を休めることが
でき、インスリン分泌機能の回復につながる。
(%)
8
7
6
5
Hb
A1c
の値
目標値
発症
1
2
3
4
5
6
7
(年)
糖尿病罹病期間

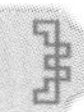

早期治療で機能が回復

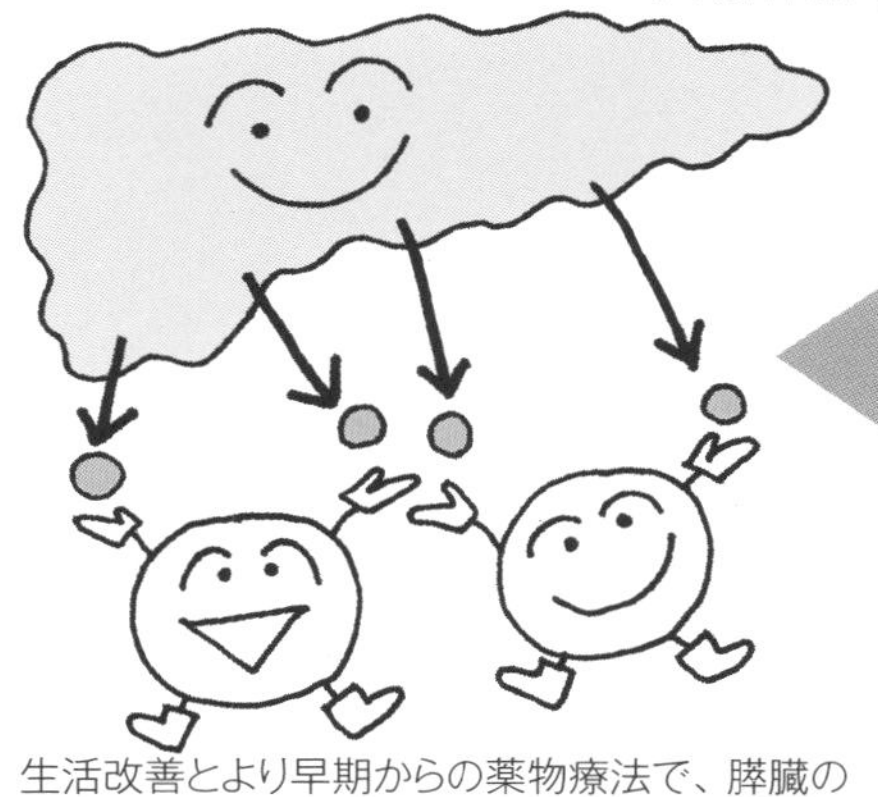

生活改善とより早期からの薬物療法で、膵臓の負担が軽減し、インスリンの分泌機能が回復。

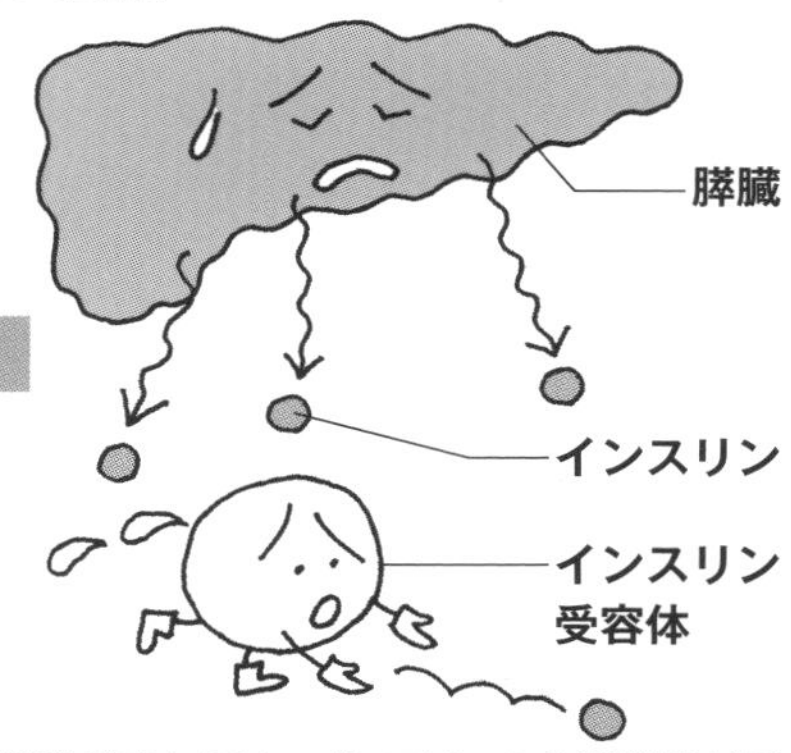

膵臓が疲れ切り、インスリンの分泌機能が低下してしまうと、もとに戻すことは難しい。

症状に合わせて、使用する薬を検討する

インスリン注射だけでなく、作用の異なる飲み薬がある

糖尿病の治療には、インスリン注射という切り札があります。インスリンの分泌量が不足している場合、注射によってインスリンを補うことで、血糖値を速やかによい状態へとコントロールできます。

注射のほか、飲み薬も用いられます（左図参照）。作用の仕方や効果によってさまざまな種類があり、単独で用いるほか、例えばインスリンの分泌を促す薬と、食後高血糖を抑える薬を組み合わせるなど、作用の異なる薬を併用し、より効果を高める方法も検討されます。

血糖値の状態がよくなれば、薬を中止できる

いずれの薬も、どの段階から使い始めるかは、医師と相談して決めます。通常は飲み薬から開始しますが、インスリンの分泌量が少ない人ではインスリン注射を行うこともあります。〝薬を一生続けなければならない〟と悲観する人もいますが、血糖値のコントロールがうまくいけば薬をやめることもできます。

大事なことは、高血糖だとわかったら、すぐに治療を開始することです。良好な血糖コントロールを維持できれば、〝糖尿病は怖い病気ではない〟のです。

血糖値マメ知識

やみくもな“糖質制限食”に注意

「糖質制限食」とは、血糖値を上げる糖質を制限して“それ以外はどれだけ食べてもよい”というものです。しかし、体にはブドウ糖が必要ですから（P28参照）、糖質を多く含む主食を食べないことにより、体がエネルギー不足に陥ったり、肉や乳製品の摂取量が増えすぎるなど多くの問題点があります。健康のためには、やはりバランスのよい食事が一番です。どうしても試してみたい人は、始める前に必ずかかりつけ医に相談を。

高血糖のために使用する薬の代表例

インスリンの分泌を促す

- スルホニル尿素薬
- グリニド薬
（速効型インスリン分泌促進薬）　など

主に、インスリンの分泌量が少ない人に用いられる。膵臓に作用し、低下したインスリンの分泌を促す。

インスリンの効きをよくする

- ビグアナイド薬
- チアゾリジン薬　など

主に、インスリンの働きが低下している人に用いられる。肝臓や筋肉に作用し、インスリンの働きをよくする。

糖の吸収や排泄を調節する

- α - グルコシダーゼ阻害薬
- SGLT2 阻害薬　など

主に、食後高血糖がある人に用いられる。小腸に作用し、炭水化物の分解を遅らせたり、腎臓に作用して尿中へのブドウ糖の排泄を促す。

血糖値を上げるグルカゴンの分泌を抑える

- DPP-4 阻害薬
- GLP-1 受容体作動薬　など

食事をとると小腸から分泌され、脳を介して全身に栄養素を利用させるよう働くホルモン「インクレチン」の分解を抑えたり、インクレチンに似た働きをする。インスリンの分泌を高め、かつ、インスリンの働きと拮抗して血糖値を上げるホルモン「グルカゴン」の分泌を抑える。

インクレチンを分解する酵素（DPP-4）

Point
DPP-4 阻害薬で、インクレチンの分解を抑える

インクレチン

Point
GLP-1 受容体作動薬で、インクレチンと似た働きでインスリンの分泌を促す

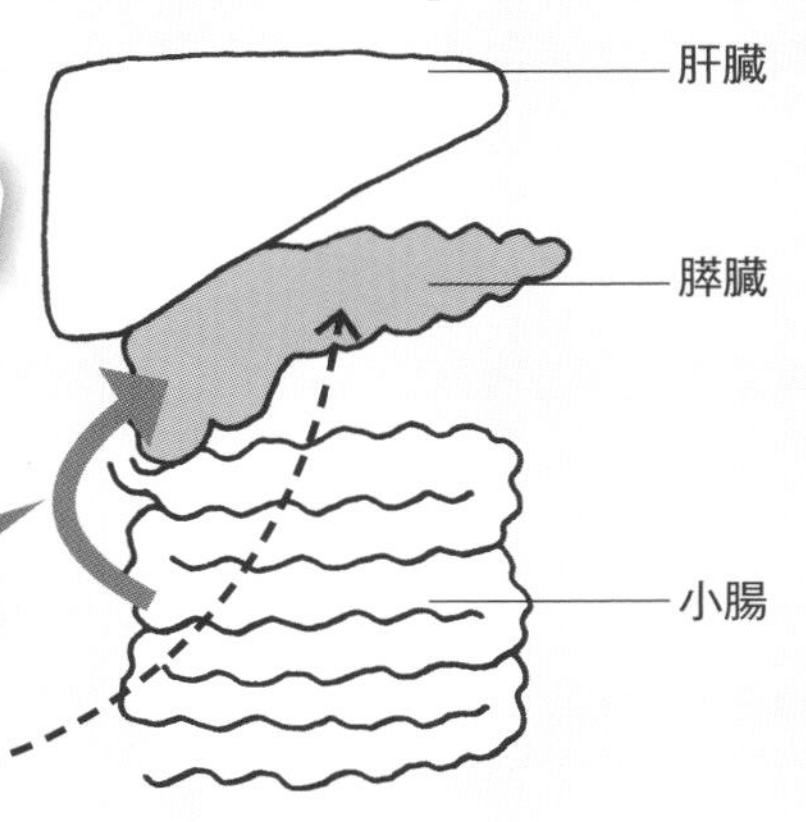

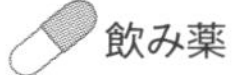 飲み薬　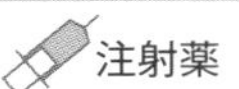 注射薬

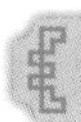

インスリン注射で高血糖を改善し、膵臓を元気に

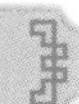

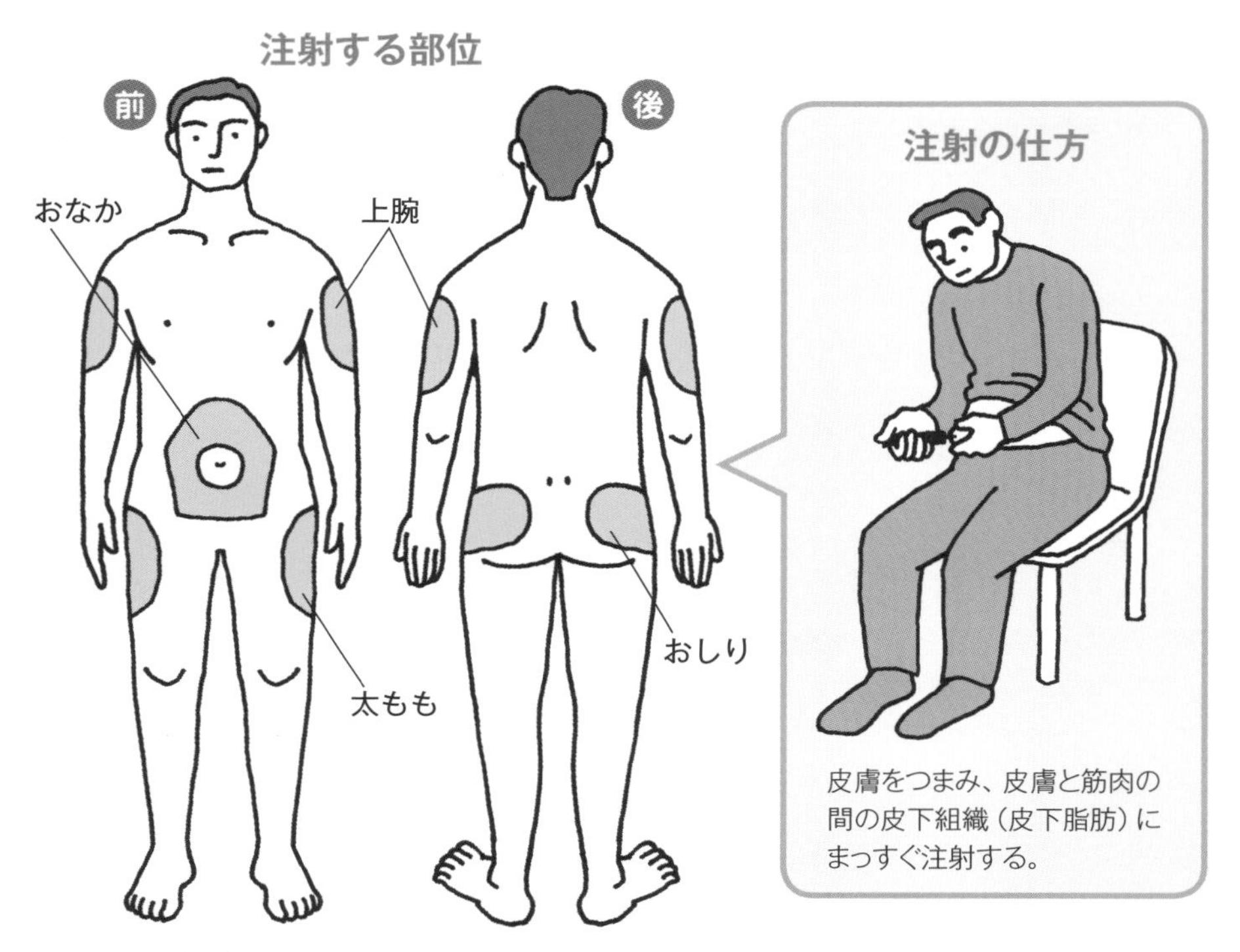

吸収がよいのは、おなか。常に、前回注射した箇所から指１本分（約2cm）ずらして行う。

気になる！　インスリン注射のギモン

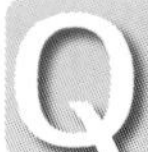

注射針を刺すのにどうしても抵抗が……。

A 針はギリギリまで細くなり、痛みが少なくなっています。

現在のインスリン注射の主流は、携帯に便利な万年筆型です。これ以上細くはつくれないほどの細い針が使われているので、ほとんど痛みを感じることはありません。針は使い捨てなので、衛生面でも安心です。

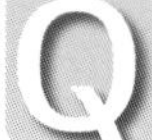

効果はどのくらい続く？　１日に何回も打つの？

A 注射のタイプや、症状によって異なります。

インスリン製剤のタイプは、効果が10分程度で表れて2時間続く「超速効型」や、効果が１～2時間後に表れて24時間続く「持効型」など多彩です。症状に適したものを使い、注射する回数もそれにより異なります。

PART 3

血糖値がよくなる
方法を教えて!

高血糖を防ぐ!
特効ルール40

ふだん食べているごはんを量ってみる

自分が日頃ごはんをどれくらい食べているか知っていますか？ 〝茶碗1杯〟といっても個人差があるので、実際に量ってみましょう。見た目で覚えておけば、炭水化物の過剰摂取を防ぐことができます。

自分の体型に見合う量を食べると、血糖値が安定する

高血糖の改善には、食生活を見直し、食べすぎを防ぐことが大切です。まず気をつけたいのは、体内で血糖に変わる糖質のとりすぎです。

ただし、制限しすぎるのはとても問題です。糖質は体の、特に脳にとっては唯一のエネルギー源となるブドウ糖の供給元。ブドウ糖は、私たちの体内で毎日300〜700gも消費されます。年齢や体格、ふだんの活動量に見合う量をとる必要があるのです。したがって、血糖値を上げないために糖質を控える〝糖質制限食〟は、体に悪影響を及ぼす恐れがあるのでやめましょう（P40参照）。

1日にとる糖質の多くは、炭水化物を多く含む、ごはんなどの主食で摂取しています。一般的な1食あたりの主食の適量は、成人男性でごはん200g、成人女性で150g、高齢者で100gです。活動量や体格により、多くしたり減らしたりします。

1食あたりこのくらい

成人男性の目安
＝軽く2杯（ごはん200g）

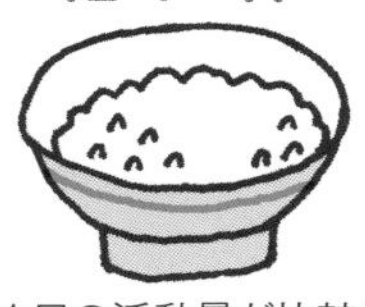
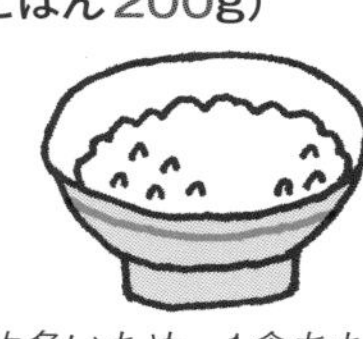

1日の活動量が比較的多いため、1食あたりのごはんの目安は200g。

成人女性の目安
＝軽く1.5杯（ごはん150g）

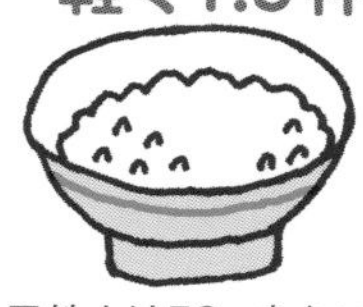
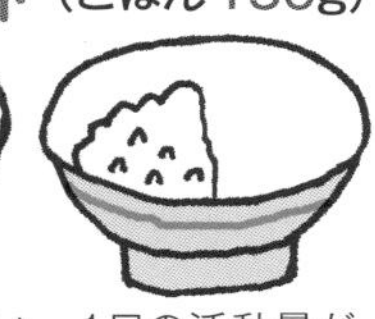

男性より50g少ない。1日の活動量が多い人や、体格の大きい人は200gを目安にしてもよい。

高齢者（65歳以上）の目安
＝軽く1杯（ごはん100g）

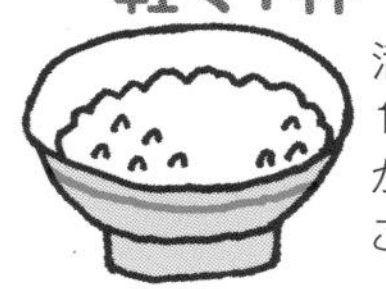

活動量が少ないため、100gを目安に。体格が小さい女性の場合もこの量にする。

家にある**丼ぶり**や**平皿**を使って、**外食の目安量**を覚えておく

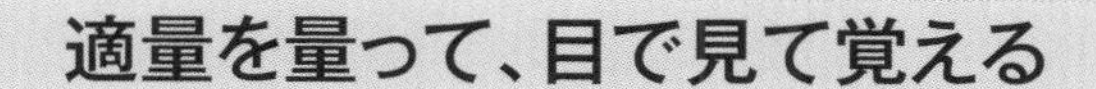

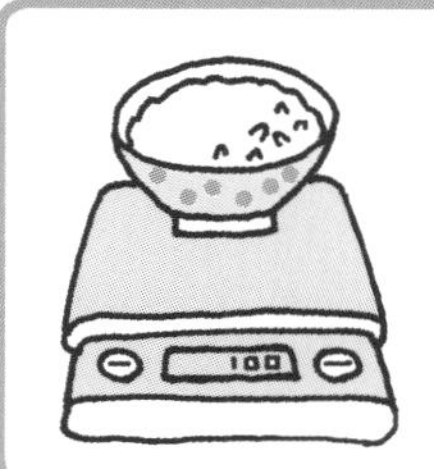

1 ふだん食べている量を量る

いつもと同じ量のごはんを器に盛り、計量器で量る。

2 適量との差を減らす

自分の１食分（右図参照）からオーバーした分を減らすと、適量に。

計量したごはんを別の容器に移すと……

丼ぶり

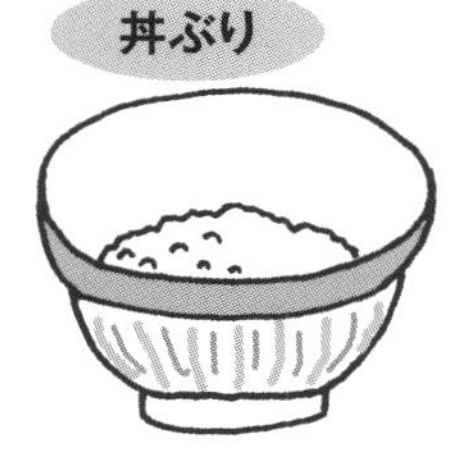

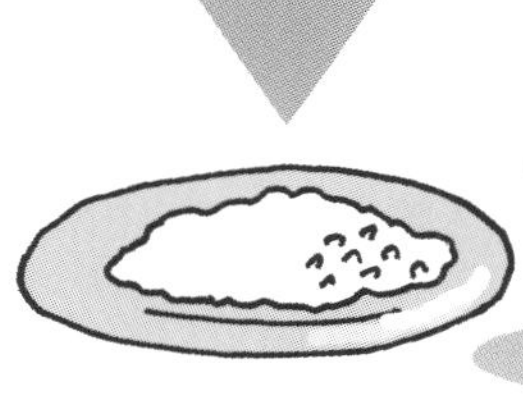

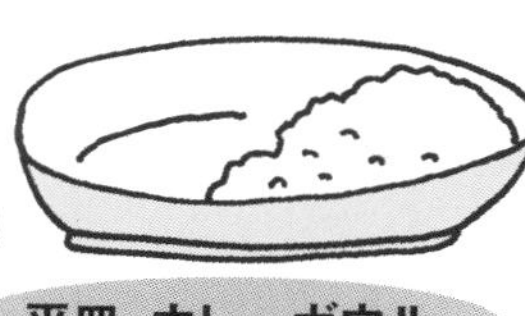

平皿・カレーボウル

丼物を食べるときの目安量がわかる

一般的に、外食の丼物はごはんの量が多いため、全部食べるとエネルギーのとりすぎに。適量を丼ぶりに盛ることで、外食の際にどのくらい残すとよいかがわかる。

洋食を食べるときの目安量がわかる

レストランやファミレスなどで洋食を食べるときの目安になる。特にカレーは香辛料によって食欲が刺激されて、食べすぎてしまいがち。自分の適量を確かめ、しっかりセーブする。

〝ごはん200g〟といっても、毎回量るのは大変ですし、〝茶碗に軽く2杯〟といっても茶碗の大きさやよそい方によって量が変わります。ですから、適量がわかったら、それが実際にはどのくらいの量なのかを、ふだん使っている茶碗によそって量ってみましょう。目で見て覚えておくと、適量を守りやすくなります。

次に、茶碗によそったごはんを、丼ぶりや平皿に移してみます。すると「茶碗なら七分目までのごはんを2杯食べられるのに、丼ぶりにすると2分の1杯になる」などということに気づくでしょう。外食で丼物などをよく食べる人は、家で量った分を目安に、多い分のごはんを残すようにしてください。

また、ついごはんを大盛りにしてしまう人は、茶碗を小ぶりなものに替えると食べすぎ防止になります。

ゆっくり消化食材、野菜・きのこ・海藻が効く

高血糖を改善するには、食べ方にもコツがあります。それは、「食物繊維」が多い食品を先に食べること。炭水化物の分解がゆるやかになるうえ、満腹感が得られるため、ごはんの食べすぎを防げます。

炭水化物の分解をゆるやかにする**食物繊維**で、食後高血糖を防ぐ

高血糖が気になる人は、食物繊維を積極的にとりましょう。

食物繊維には、水溶性と不溶性があります。水溶性はヌルヌルした性質を持ち、炭水化物の分解をゆっくりにして食後の血糖値の上昇を抑えたり、動脈硬化を防ぐ働きがあります。不溶性は水分を吸収してふくらみ、便のカサを増して便秘を防いだり、大腸がんを予防してくれます。

血糖値の改善に役立つのは水溶性ですが、食物繊維を多く含む野菜やきのこ、海藻、こんにゃくなどには水溶性も不溶性もバランスよく含まれているので、これらの食品をしっかり食べるようにしましょう。

また、食物繊維は熱に強く、加熱調理によって壊れる心配はほとんどありません。サラダや煮物、炒め物など、どの調理法を選んでもOK。毎食意識して何品かとり、食物繊維の摂取量を増やすことが大切です。

食物繊維の含有量

100g相当。＊昆布（素干し）のみ10g相当

野菜

ブロッコリー 5.1g
ごぼう 5.7g
キャベツ 1.8g
など

きのこ類

しいたけ 4.9g
エリンギ 3.4g
ぶなしめじ 3.5g
など

海藻・こんにゃく

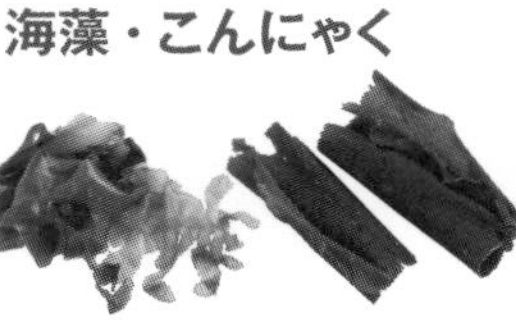

わかめ 3.6g

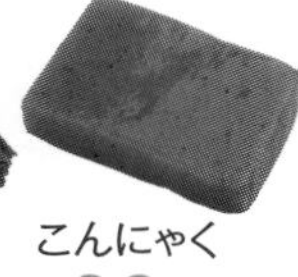

昆布（素干し） 3.5g＊

こんにゃく 2.2g
など

※数値は「日本食品標準成分表2020年版（八訂）」を参考。

歯応えのある食材から食べると噛む回数が増え、おなかがいっぱいに

家でも外でも“ゆっくり”食べる

食べる順序

1 サラダや煮物など、野菜を使った副菜 ▶ 2 魚介や肉などの主菜 ▶ 3 ごはんやパンなどの主食

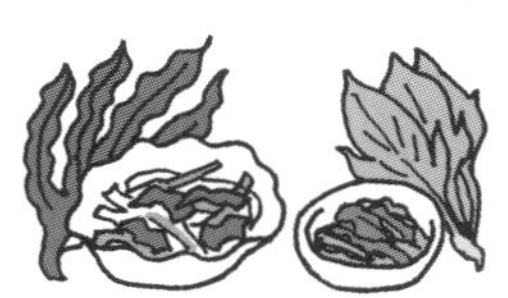
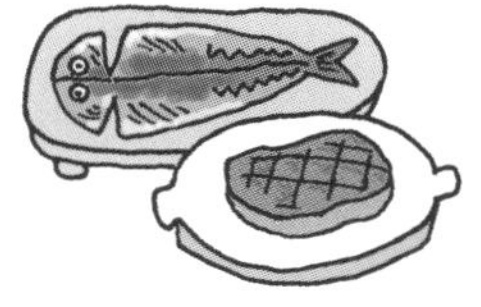
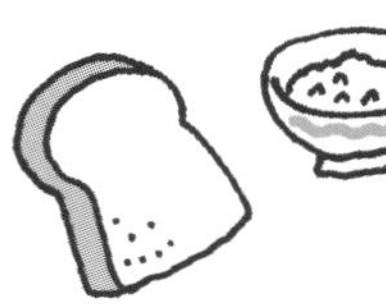

食物繊維の多いものから食べる

野菜・きのこ・海藻など、食物繊維を多く含むものを先に食べることで、糖質の吸収をゆるやかにし、血糖値の急激な上昇を抑える。

ひと口につき、20 回以上噛む

ろくに噛まずに飲み込むと早食いにつながり、食べすぎたり、血糖値を急上昇させてしまう。よく噛んで脳の満腹中枢を刺激すれば、食べすぎを防ぎ、満足度もアップ。

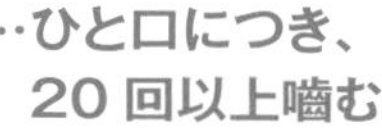

噛んでいる間は箸を置く

箸を持ちっぱなしにしていると、ひと口を食べ終わらないうちに、次々に料理へ手が伸びてしまいがち。噛んでいる間は箸を置くクセをつける。

20 ～ 30 分かけて ゆっくり食べる

食物繊維は、サプリメントなどで必要以上にとると栄養の吸収を阻害する恐れがありますが、食事からとっている限りは心配ありません。毎日の食事からしっかりとるようにしましょう。

食物繊維の効果的な食べ方は、**ごはんやパンなどの主食より先に食べること**です。食物繊維が豊富な食品は、根菜類などのかたいものや、こんにゃくなど歯応えのあるものが多く、噛む回数が増え、飲み込むまでに時間がかかります。そのため、食事のスピードがゆっくりになり、よく噛むことで満腹感が得られ、結果的にごはんの食べすぎを防ぐことができるのです。

食事をゆっくりとり、食べすぎや早食いを抑えられれば、食後高血糖を予防できます。また、肥満の予防や解消にもつながります。

簡単なコツで、毎食両手1杯分の野菜をとる

野菜は低エネルギーで、ビタミンやミネラル、食物繊維が豊富です。工夫次第で野菜の摂取量を増やせますから、毎食、両手1杯分の野菜を食べるようにしましょう。高血糖の改善や、肥満予防に役立ちます。

加熱してカサを減らすと、手軽に野菜をたくさん食べられる

現代の日本人の食生活は、どの年代でも野菜の摂取量が不足していて、特に20～40代の人に野菜不足が目立ちます。厚生労働省による健康施策「健康日本21」では、1日350gの野菜をとること（緑黄色野菜の割合は3分の1以上が理想）が勧められていますが、その量に達していないのが現状です。

野菜不足は栄養バランスを損ない、肥満や高血糖の一因となります。意識して食べるようにしましょう。

1日350gというのがどのくらいの量かというと、目安としては、**生野菜で両手に山盛り3杯分**です。毎食両手1杯分を食べるように心がけましょう。また、野菜を食べるというと、生野菜サラダを想像する人が多いのですが、生でそれだけ食べるのは難しいので、加熱してカサを減らすなど工夫を。手軽にたくさん食べられます。

1品でたくさんとる

サラダやスープ、鍋など、野菜のカサを減らす調理法はさまざまある。

例 温野菜サラダ

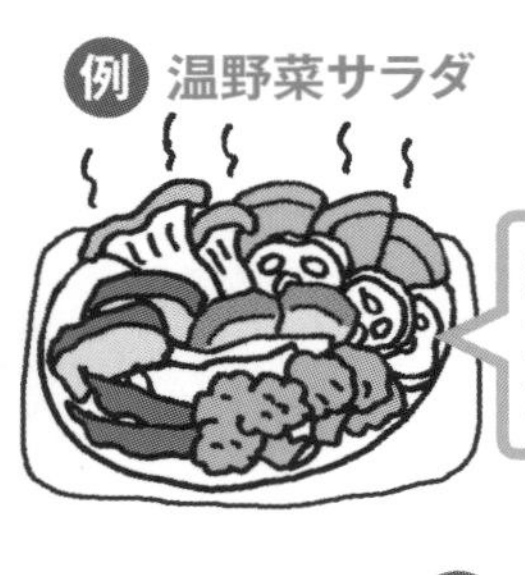

例 野菜スープ

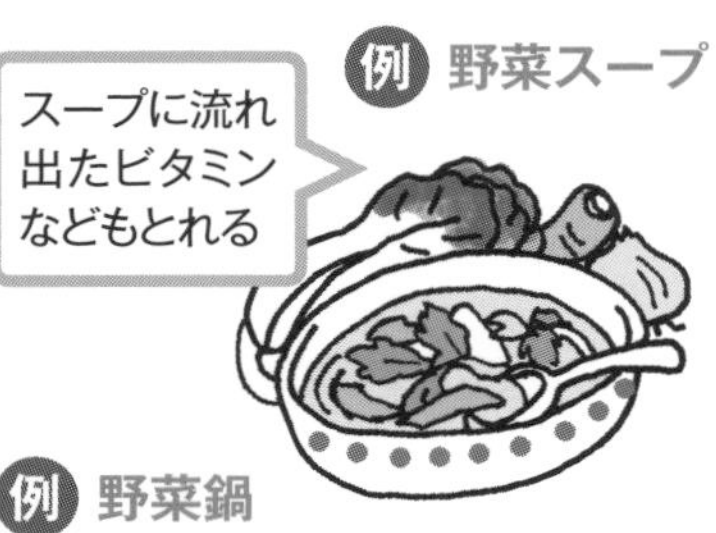

スープに流れ出たビタミンなどもとれる

例 野菜鍋

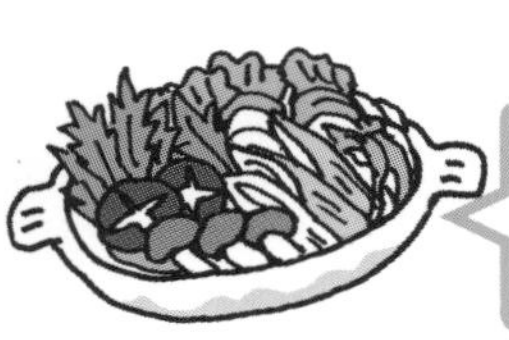

主菜に加え、“しめ”で主食もとれる

主菜の付け合わせや具材にも使うと、食べすぎを抑えながら野菜を増やせる

肉や魚、ごはんなどの食べすぎ防止に

例 ハンバーグ

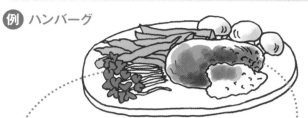

付け合わせに野菜やきのこを足す

副菜の品数を増やすだけではなく、主菜の付け合わせとして野菜やきのこを使うのもおすすめ。見た目が鮮やかになることで食欲がわき、満足度がより高まる。

細かく刻んで主菜に混ぜ込む

ハンバーグなどは、肉の量を減らし、その分細かく刻んだ野菜を混ぜ込むと、手軽に野菜の摂取量を増やせる。料理のボリュームはそのままでエネルギーを抑えられるため、肥満対策にも。

その他 ギョーザ、メンチカツ、つくね、ピーマンの肉詰め　など

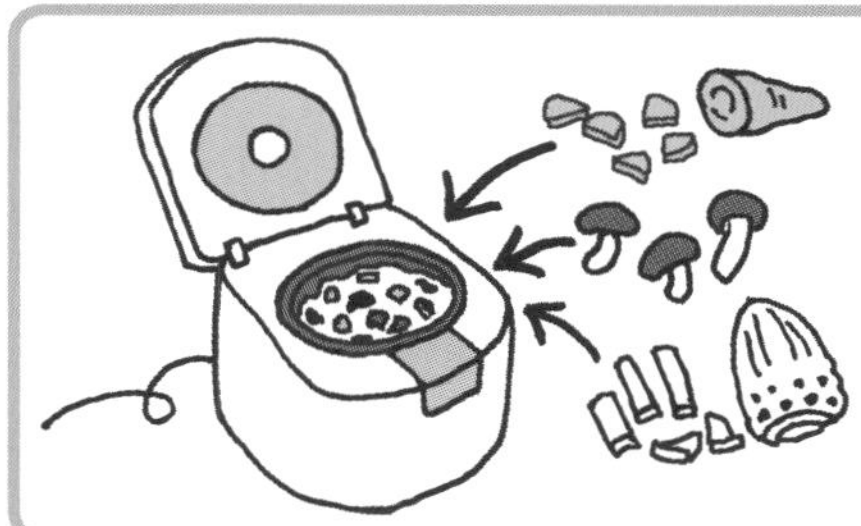

ごはんに混ぜ込んで炊いても OK

野菜やきのこをごはんに混ぜて、炊き込みごはんにするのもよい。具材でボリュームが出るため、ごはんの量が少なくても満腹感を得られる。

野菜は副菜のほか、主菜の付け合わせにしたり、主菜に混ぜ込んだり、みそ汁やスープなどの具に使うと多くとれます。ただ、野菜に豊富なビタミンは加熱すると減るものが多いので、生のものも加熱したものも両方を食べるようにしましょう。

また、今までたくさん食べていた人が血糖値改善のために食事の量を減らすと、物足りなく感じるかもしれませんが、野菜でボリュームを出せば満腹感が得られます。しかも野菜は低エネルギーなので、たくさん食べても大丈夫なのです。

さらに、野菜の彩りを添えることで、見た目にも食事を楽しめます。〝おいしそう〟に見えるよう工夫すると、脳は五感の情報を受けて膵臓からのインスリンの分泌を増やします。また、食生活の改善を長く続けるためにも大切です。

米は玄米や胚芽米、パンはライ麦や全粒粉に

毎日の主食に、胚芽米やライ麦パンなど精製度の低い穀物を取り入れましょう。野菜だけでは補い切れない食物繊維を摂取できるうえ、噛む回数が増えるので、食後高血糖の予防になります。

食物繊維などの含有量が多い、**玄米や胚芽米を食べる**ようにする

精製度の低い穀物には、食物繊維が多く含まれています。**毎日の主食に取り入れれば、効率よく食物繊維の摂取量を増やす**ことができます。また、糖質の代謝を促すビタミンB1も豊富なので、血糖値改善により効果的です（P54参照）。

ごはんの場合は、白米を玄米や胚芽米にしたり、白米に混ぜて炊きます。ただし、玄米はややかたいので高齢者にとっては食べにくいかもしれません。そんなときは、玄米より食物繊維などの量は少なくなりますが、胚芽米にすると食べやすくなります。水溶性食物繊維が豊富な大麦を混ぜてもＯＫです。

また、玄米や胚芽米をおかゆやリゾットにすると、米の量は少なくてもボリュームが出るので、おなかがいっぱいになり満足感が。食物繊維の豊富な食材を使った炊き込みごはんもおすすめです（P49参照）。

精製度によって異なる

栄養価は茶碗に軽く1杯（100g）相当

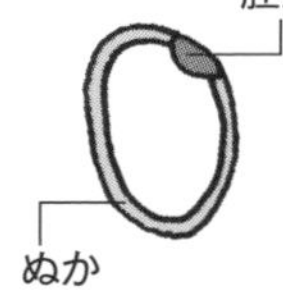

玄米
152 kcal
食物繊維　**1.4**g
ビタミンB1　**0.16**mg

外側のもみ殻だけを取り除いた米。食物繊維は精白米の約４倍、ビタミンB1は約８倍にもなる。

胚芽米
159 kcal
食物繊維　**0.8**g
ビタミンB1　**0.08**mg

玄米からぬかを取り除いたもの。胚芽部分が残っているため、食物繊維などの含有量は精白米より高い。

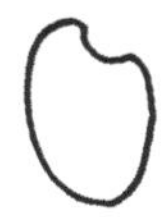

精白米
156 kcal
食物繊維　**0.3**g
ビタミンB1　**0.02**mg

ぬかや胚芽部分を除いた米。玄米や胚芽米と比べると栄養価は落ちるが、食べやすい。

※P50～51の数値は「日本食品標準成分表2020年版（八訂）」を参考。食物繊維の数値のみ「日本食品標準成分表2015年版（七訂）を参考。

ライ麦パンや全粒粉のパンを選んだり、フランスパンにして噛む回数を増やす

食物繊維のほか、"噛み応え"も重視する

栄養価は1斤6枚切り1枚（60g）相当

食パン

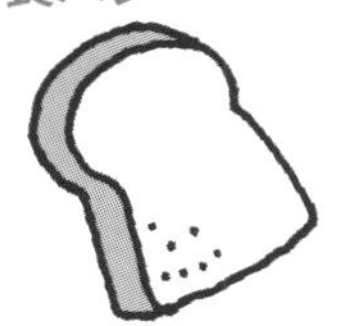

158kcal
食物繊維 **1.4**g
ビタミンB_1 **0.04**mg

精製度の低いパンと比べると、食物繊維などの含有量は劣るが、やわらかく食べやすい。

ライ麦パン

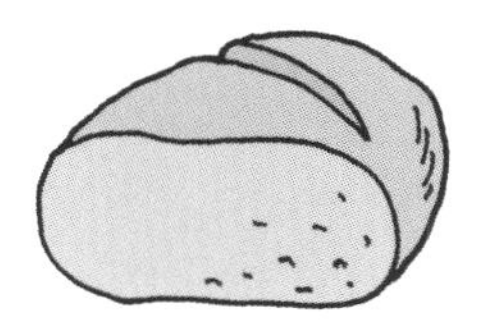

158kcal
食物繊維 **3.4**g
ビタミンB_1 **0.1**mg

ライ麦からつくられており、食パンと比べるとかたい。食パンの2倍以上の食物繊維を含む。

フランスパン

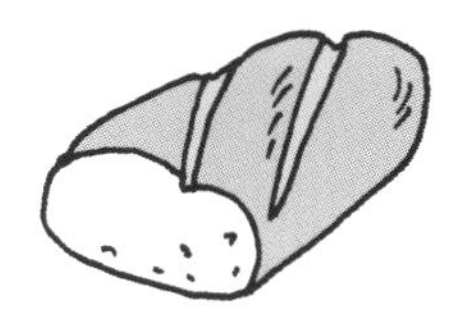

173kcal
食物繊維 **1.6**g
ビタミンB_1 **0.05**mg

食物繊維、ビタミンB_1などは食パンと大きく変わらないが、かたいため、噛む回数が増える。

バターやマーガリンよりも、オリーブ油につけて食べる

バターには飽和脂肪酸が、マーガリンにはトランス脂肪酸が多く、血液中の余分な脂質を増やす原因となる。パンに塗るなら、血栓を防ぐオレイン酸が豊富なオリーブ油を。少量ずつつけて食べるとよい。

パンの場合も、ごはんと同様に精製度の低いものを選びます。代表的なものにライ麦パンがありますが、独特の味が苦手という人は、それよりも食べやすい全粒粉のパンもよいでしょう。

また、フランスパンも食生活の改善に向いています。フランスパンは精製した小麦粉を使うので、食物繊維などの量は食パンとあまり変わりませんが、食パンやロールパンなどと比べてかたいため、食べるのに時間がかかります。ゆっくり食べることで食べすぎや早食い防止につながり、食後の血糖値の上昇がゆるやかになるのです。

どのパンの場合も、バターやマーガリン、ジャムなどを塗ると、脂質や糖質のとりすぎにつながります。もし何かつけて食べるなら、オリーブ油がおすすめです。

レジスタントスターチで高血糖を抑える

でんぷんは、ブドウ糖が多数結合してできる多糖類の一種。その一部には、食物繊維と似た働きをする「レジスタントスターチ」があります。でんぷんが冷えるとレジスタントスターチに変わります。

同じそばやうどん、パスタでも、主食は**冷製**のほうが**血糖値を上げにくい**

でんぷんは消化酵素の働きでブドウ糖に分解され、小腸で吸収されて全身の細胞でエネルギーとして利用されます。しかし、でんぷんの一部には、小腸では消化されずに大腸まで届き、食物繊維と似た働きをするものがあります。これが「レジスタントスターチ」です。近年、血糖値の上昇を抑えるなどの働きで注目されています。

でんぷんを多く含むのは、ごはんやめん、いも類など。これが冷えると、一部がレジスタントスターチに変わります。つまり、かけそばよりはざるそば、温かい肉じゃがよりは冷たいポテトサラダのほうがレジスタントスターチは多く、血糖値を上げにくいのです。

とはいえ、冷たいものばかりに偏るのはよくありません。外食で主食を選ぶ際など、選択肢の1つとして役立てましょう。

“冷える”と変わる

冷製のほうが血糖値を上げにくいが、もちろん好みで選んでよい。

温 かけそば・かけうどん

冷 ざるそば・ざるうどん

そばやうどんは、冷たくしてもおいしく食べられる。薬味には刻みねぎや大根おろし、しょうがなど、野菜を取り入れよう。

温 肉じゃが

冷 ポテトサラダ

じゃがいもなどのいも類も、冷製にしたほうが血糖値は上がりにくい。ただし、マヨネーズなど脂質のとりすぎには注意を。

できるだけ具だくさんのものを選び、たんぱく質や食物繊維の摂取量を増やす。暑い季節は冷やし中華もおすすめ。

家で**手巻き寿司やおにぎり**をつくれば、簡単にレジスタントスターチがとれる

“冷ましておいしいごはん”を利用する

手巻き寿司

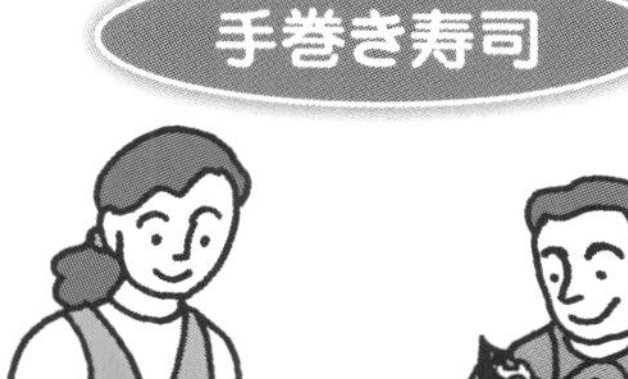

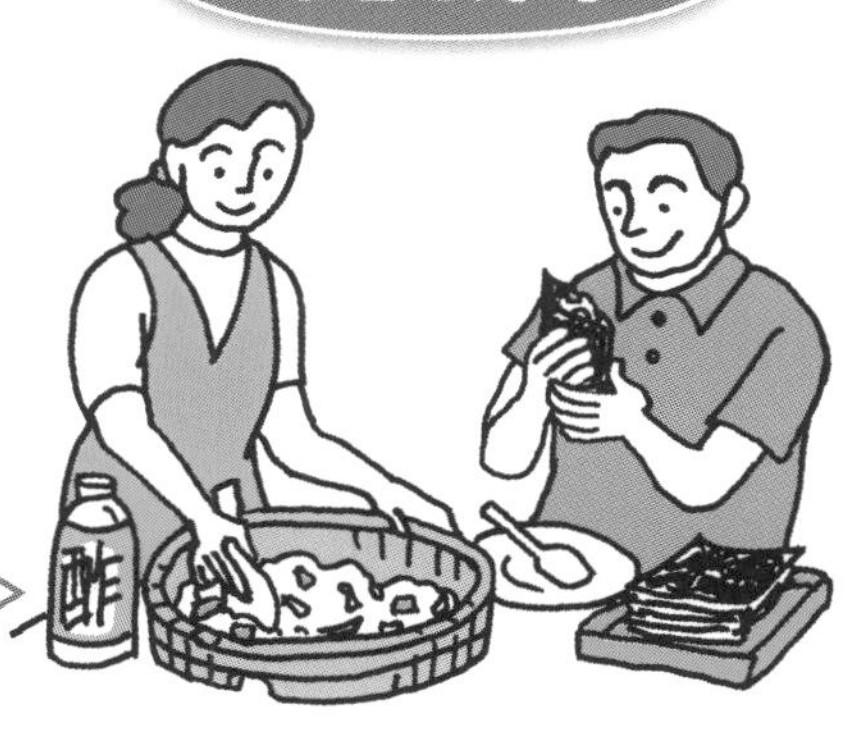

酢飯にすることで、さらに血糖値の上昇を抑えやすくする

手巻き寿司は、ごはんからレジスタントスターチがとれるうえ、酢に含まれている「酢酸」が血糖値の上昇を抑える（P58参照）。血糖値のコントロールに一役買ってくれる1品。

寿司飯用ではなく、ふつうのお酢を使う

寿司酢には砂糖が含まれていることが多い。使うなら、砂糖が添加されていない穀物酢や米酢などを選ぶようにする。

おにぎり・お弁当

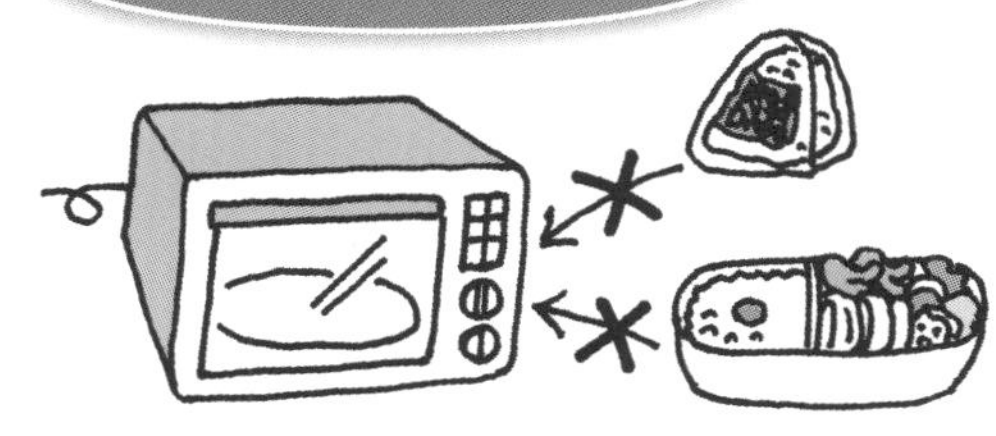

おにぎりやお弁当のごはんは温め直さない

せっかくできたレジスタントスターチを失ってしまう。血糖値を上げにくくするには、そのまま食べるほうがよい。

レジスタントスターチをとる、という点からいうと、ごはんも炊き立てよりは冷やごはんのほうが、血糖値を上げにくいといえます。

“冷やごはん”というと、あまり食欲がわかない人もいるかもしれませんが、手巻き寿司やちらし寿司、のり巻き、おにぎりなど、冷めた状態で食べる料理もたくさんあります。たまにはこうしたものを食事に取り入れてみるのもよいでしょう。ただし、家で寿司をつくる場合、高血糖の人は糖質のとりすぎを防ぎたいので、酢飯をつくるときには砂糖を控えます。

また、昼食を外出先で食べる人は、家でつくったお弁当やおにぎりを持っていけば、食べる頃には冷めているはず。ごはんのでんぷんがレジスタントスターチに変わっているので、温め直さずに食べましょう。

麦や雑穀、豚肉などのビタミンB_1で糖質代謝

高血糖を改善するには、糖質の代謝に必要な「ビタミンB_1」が不足しないようにしましょう。ビタミンB_1は、玄米や胚芽米、豚肉などに多く含まれます。毎日の食事でしっかり摂取することが大切です。

ごはんに雑穀を混ぜて炊くと、ビタミンB_1の摂取量が増える

ビタミンB_1は、体内で糖質をエネルギーに変えるときに必要な栄養素です。摂取量が不足すると、糖質をうまく利用できなくなるため、高血糖を促したり、体が疲れやすくなったりします。高血糖の人は、ビタミンB_1が不足しないようにしましょう。ビタミンB_1はとりだめができませんが、とりすぎによる副作用の心配もありません。

日本人の場合、ビタミンB_1は主に主食からとっています。ただ、白米はビタミンB_1を多く含む部分が除かれているので、玄米や胚芽米など精製度の低い米を使うようにします。玄米や胚芽米を食べれば、同時に食物繊維もとれます（Ｐ50参照）。また、大麦やはと麦などの雑穀にもビタミンB_1が豊富なため、白米に混ぜて炊くのもおすすめです。

主食を上手に使って、効率よく血糖値を改善していきましょう。

雑穀でB_1摂取

市販されている雑穀の中でも、比較的ポピュラーな６種類を紹介。

大　麦　ビタミンB_1に加え、水溶性食物繊維と不溶性食物繊維がバランスよく含まれる。

はと麦　ビタミンB_1のほか、たんぱく質を多く含む。脂質の代謝を促すビタミンB_2が豊富。

黒　米　ビタミンB_1、食物繊維、鉄などが豊富。抗酸化作用で血管の老化を防ぐアントシアニンを含む。

赤　米　抗酸化作用で血管を守るタンニンを含む。ビタミンB_1や、血行をよくするビタミンＥも豊富。

ひ　え　ビタミンB_1の含有量は白米より多い。鉄や亜鉛などのミネラルも多く含まれる。

あ　わ　ビタミンB_1をはじめ、ビタミンＢ群が豊富。体内の余分な塩分を排出するカリウムも多い。

豚肉とたまねぎを食べ合わせると、糖質を効率よく代謝できる

ビタミンB_1は肉類に多く含まれる

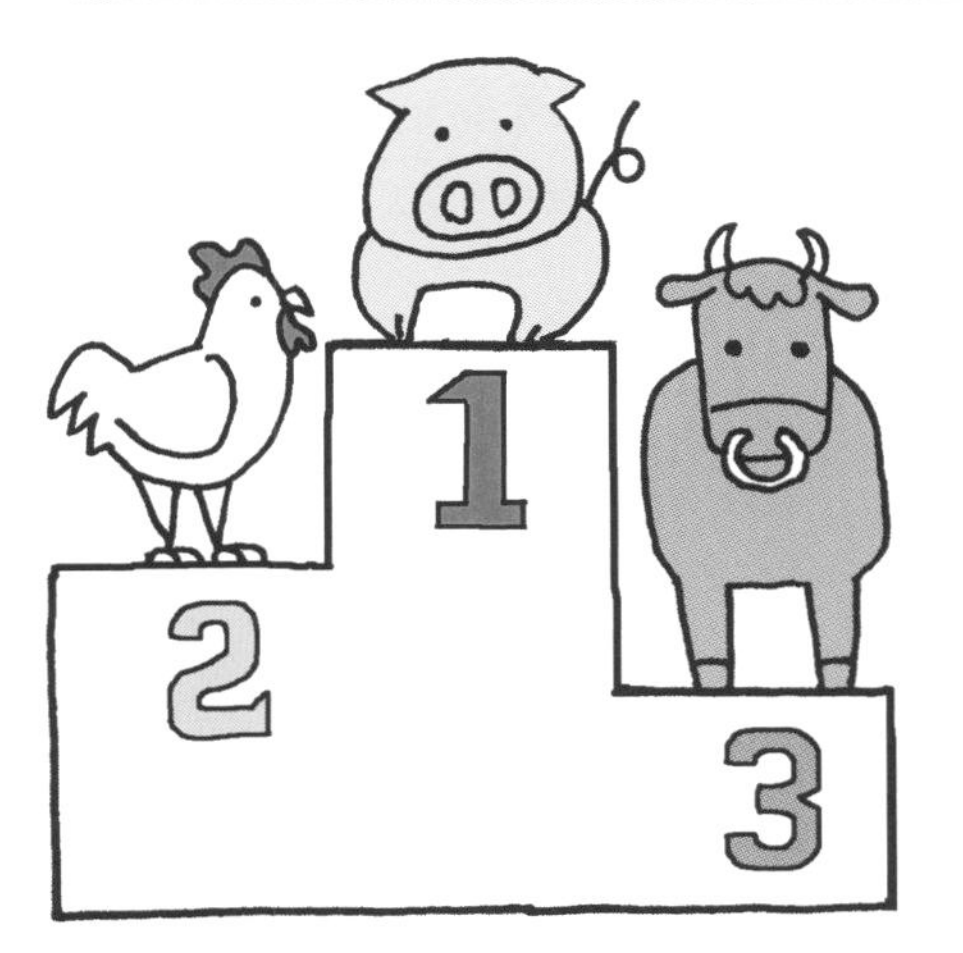

100g あたりのビタミン B_1の含有量

豚ヒレ **1.32**mg
鶏もも（皮なし）**0.12**mg
和牛ヒレ **0.09**mg

肉類の中でも、特に豚肉の含有量が多い

※数値は「日本食品標準成分表2020年版（八訂）」を参考。

調理するときのポイント

ゆでる料理には不向き。炒め物などに使って

ビタミンB_1は水溶性ビタミンなので、ゆでる、煮るなどの調理法では流れ出てしまう。炒め物にしたり、シチューの具にするなど、栄養を損なわない調理法がよい。

レバーにはコレステロールも多いので注意する

レバーにはビタミンB_1が豊富だが、コレステロールも多く含む。コレステロール値や中性脂肪値が気になる人はできるだけ控え、ヒレやももなど、脂質の少ない部位を使う。

主食以外では、豚肉をはじめとする肉類にビタミンB_1が豊富に含まれています。1日1食、おかずに肉を取り入れましょう。

肉を調理する際、組み合わせる野菜を工夫すると、ビタミンB_1の吸収がよくなります。近年、野菜や果物に含まれる天然の化学物質「ファイトケミカル」の健康効果が注目されていますが、その一種である**「硫化アリル」**には、**ビタミンB_1の吸収率を高める働き**があります。

硫化アリルは、たまねぎやにんにく、ねぎなどの辛み成分のこと。これらの香味野菜と豚肉をいっしょに調理して食べると、ビタミンB_1が効率よく吸収されて、糖質の代謝も高まるのです。昔から、豚肉とたまねぎやにんにくはよくいっしょに調理されていますが、栄養面でも理にかなっています。

魚介や豆類でインスリンの材料を補う

高血糖の人が不足しないようにしたい栄養素の1つに、魚介類や豆類に多く含まれる「亜鉛」や「クロム」があります。これらは血糖値をコントロールするインスリンの材料になります。

インスリンの材料となる亜鉛やクロムは、カキ、納豆、昆布などに多く含まれる

ミネラルの一種である「亜鉛」と「クロム」は、魚介や豆類などに多く含まれ、必要量をとることで血糖値の改善につながります。

亜鉛は約200種類もの酵素の構成成分で、インスリンの材料でもあります。細胞をつくり替えるときに必要となるなど、不可欠な栄養素です。

クロムはインスリンの働きを促して糖尿病を予防したり、脂質の代謝をよくして血液をサラサラにするなど、生活習慣病の改善に役立つ成分の1つです。

いずれも必要量は微量なので、食事で十分にとれますが、不足するとさまざまな健康被害が起こります。

また、レトルト食品やファーストフードなどの加工食品には、亜鉛の吸収を阻害する添加物が多く使われがちです。これらはエネルギー量も高いので、高血糖改善のためにも、食べすぎに気をつけましょう。

食事で十分補える

いずれも、たんぱく質の豊富な食品に多い。

亜鉛を多く含む食品例

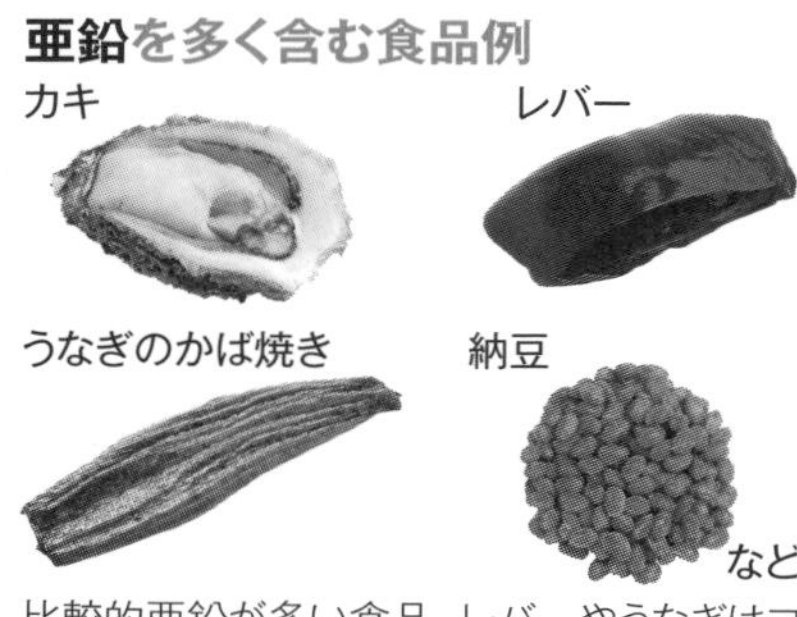
カキ
レバー
うなぎのかば焼き
納豆
など

比較的亜鉛が多い食品。レバーやうなぎはコレステロールも多く、食べすぎに注意。

クロムを多く含む食品例

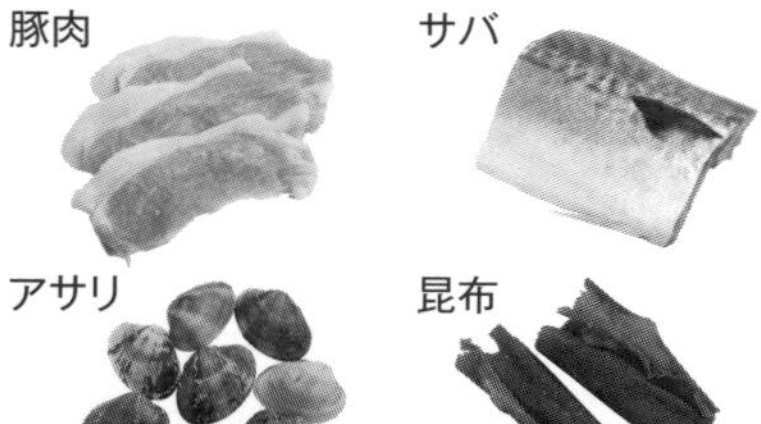
豚肉
サバ
アサリ
昆布
など

魚介、肉類、海藻など幅広く含まれる。含有量は環境のクロム濃度の影響を受ける。

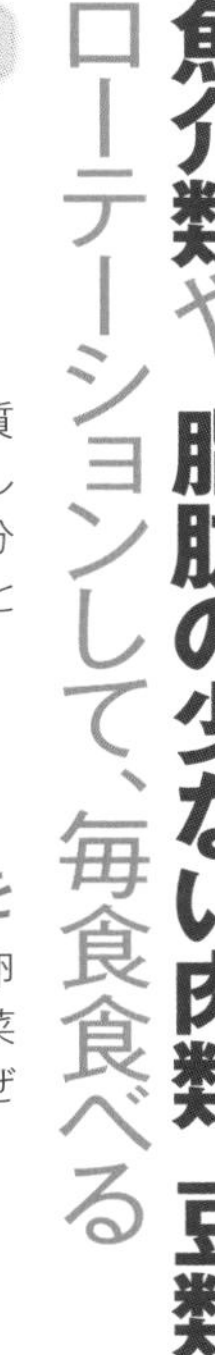

魚介類や、脂肪の少ない肉類、豆類などを
ローテーションして、毎食食べる

主菜や副菜にうまく取り込む

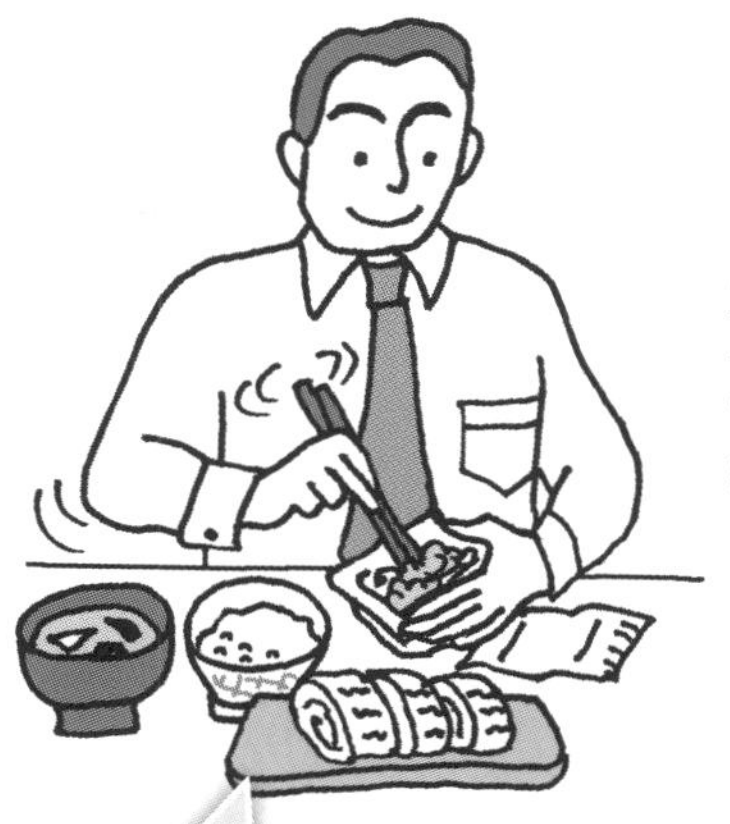

1 主菜として、肉や魚介を取り入れる

亜鉛やクロムは、肉や魚介などたんぱく質を含む食品に多く含まれている。主菜として毎食とるようにすれば、必要量を十分摂取できる。ただし、脂肪が多い肉のとりすぎには注意。

2 肉や魚介が不足するときは、副菜に豆料理を

亜鉛やクロムは豆類にも豊富。主菜が卵料理など、肉や魚介以外の場合は、副菜に豆を使った料理を足そう。サラダに混ぜたり、スープの具にするととりやすい。

3 できるだけ煮汁まで活用する

亜鉛もクロムも水溶性のミネラル。ゆでこぼしたり、煮たりすると流れ出てしまうため、加熱する場合は煮汁まで活用できる調理法を選ぶ。

納豆を1パック足すだけでもOK

亜鉛やクロムを手軽にとるなら、納豆などの大豆製品もよい。同じ大豆でも、豆腐や豆乳などよりは、納豆・ゆで大豆・枝豆など、豆の形が残っているものに多く含まれる。

亜鉛やクロムは、魚介類や脂肪の少ない肉類、豆類などに多く含まれています。**魚介や肉類であれば主菜として、豆類であれば副菜として、毎食1品は欠かさず食べる**ようにしましょう。

ただし、肉類は部位によりエネルギーが高いので注意が必要です（P66参照）。また、亜鉛もクロムもレバーやうなぎなどに豊富に含まれますが、これらの食品はコレステロールの含有量も多いので、たまに食べる程度にしておきましょう。特にコレステロール値や中性脂肪値が高い人は、注意が必要です。

魚介類では、イカやタコ、貝類などがおすすめです。これらにはファイトケミカル（P55参照）の一種、「タウリン」が豊富に含まれており、インスリンの分泌を促して、血糖値改善に効くといわれています。

1日1品の酢の物で、血糖値の上昇を抑える

酢は高血糖の改善に効果的な調味料です。酢に含まれる「酢酸」には、血糖値の上昇を抑えたり、血圧や血中脂質を下げる働きがあります。1日1品、酢を使った料理を取り入れましょう。

酢の〝酢酸〟で高血糖や高血圧を予防・改善する

酢の酸っぱい味のもとである「酢酸」には、血糖値の上昇を抑える効果があります。食事といっしょに酢をとると、酢酸の働きにより食べたものが胃から小腸へ送り出されるのに時間がかかり、小腸での糖質の吸収がゆっくりになります。結果的に、食後の血糖値の上がり方がゆるやかになるのです。

このほか、酢の酸味を活かせば料理の塩分を抑えてもおいしく食べられるので、減塩効果が得られます。ごはんの食べすぎを防いだり、高血圧を予防したり、さらに、酢酸には血液中の余分な脂質を減らす効果もあるため、脂質異常症の予防・改善にも役立ちます。

高血糖の人は、高血圧や脂質異常症もあわせ持ちやすい傾向がありますが、酢酸は糖尿病に加え、これらの生活習慣病の予防や改善にも役立つのです。

使うなら穀物酢

合成酢より醸造酢を選ぶ

酸味料や砂糖、その他添加物を合成した合成酢ではなく、穀類や果実からつくる醸造酢のほうが栄養価が高い。ただし、りんご酢などのフルーツ酢は、砂糖が添加されているものもあるので、できるだけ避けよう。

醸造酢 米

○ 砂糖などが添加されていないものを

米酢　穀物酢　黒酢*　など

△ 砂糖などが入っているためできるだけ控えたいお酢

りんご酢などのフルーツ酢　寿司酢　など

*無糖と加糖があるため、確認して使用する。

料理に混ぜたり、ふりかけたりして1日大さじ1杯の酢をとる

骨を強くしたり、免疫力を高める効果も

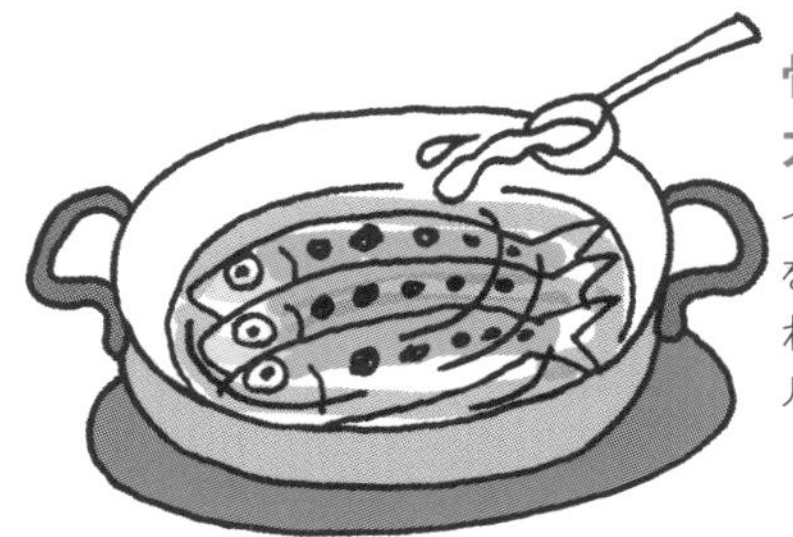

骨ごと食べられる魚に使うと、カルシウムの吸収がよくなる

イワシや小アジなど、まるごと食べられる魚を調理する際に酢を使うと、酢をたくさんとれるうえ、酢の酢酸が魚の骨に含まれるカルシウムの吸収をよくしてくれる。

例　イワシの煮付け、小アジの南蛮漬け　など

野菜に使うと、酢酸とともにビタミンCを効率よくとれる

きゅうりやにんじんなどに含まれる酵素「アスコルビナーゼ」は、ビタミンＣを壊してしまう。酢の酢酸はアスコルビナーゼの働きを抑えるため、これらの野菜をビタミンCの豊富な食品と合わせる際に使うとよい。

例　大根とにんじんのなます、きゅうりとトマトのサラダ　など

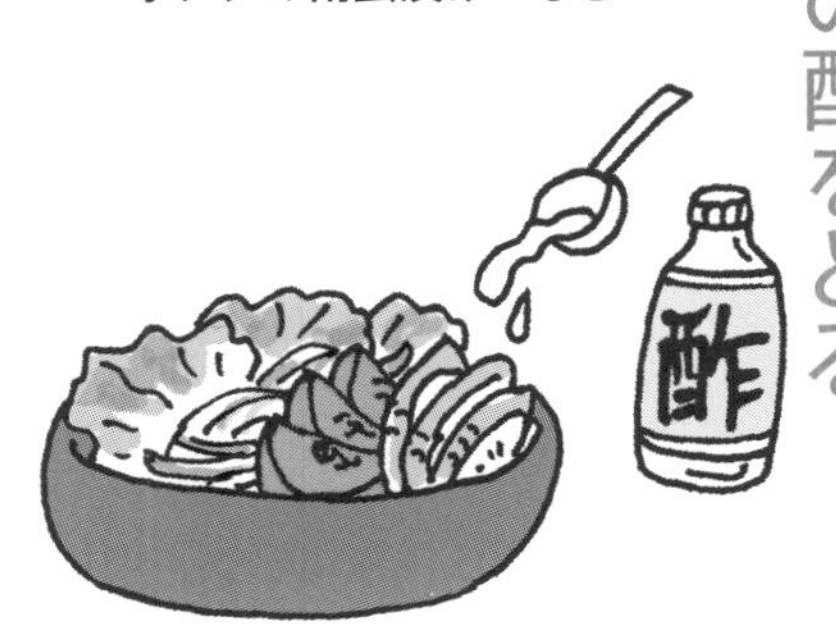

バルサミコ酢やワインビネガーを使ってもOK

どちらも、ブドウを発酵させてつくる果実酢の一種。ブドウの品種や製造法の違いにより、味わいやコクが異なる。ただし、バルサミコ酢はエネルギー量が高めなので、使いすぎに注意を。

酢酸は食事といっしょにとることで効果を発揮します。1日にとりたい酢の目安は、大さじ約1杯です。

この量は、1日1品、酢の物などの酢を使った料理を食べれば十分補えます。あるいは、大さじ1杯を1日3食に分けると1食あたり小さじ1杯なので、毎食、サラダなどにふりかけてもよいでしょう。外食が中心の人は、小さめの〝マイ酢〟を持ち歩けば、手軽に摂取量を増やせます。家で手巻き寿司をつくるのもおすすめです（P53参照）。

家庭で調理によく使われているのは穀物酢ですが、料理にふりかけるのであれば、バルサミコ酢やワインビネガーなども合います。

酸っぱい味が苦手な人は、煮物や煮魚などの隠し味として使うとよいでしょう。特に、魚に使うとくさみが消え、食べやすくなります。

動脈硬化を防ぐ〝オレイン酸〟の油を使う

高血糖の食事療法の鉄則は、自分の適量を守ることです。油は高エネルギーなので、とりすぎには十分に注意するとともに、使う際には、動脈硬化を防ぐ働きのある「オレイン酸」が多い油を選びましょう。

調理油にはオリーブ油やキャノーラ油を使い、動脈硬化を予防

料理で使う油は、大きく分けて、バターやラードなどの動物性油脂と、サラダ油やオリーブ油などの植物性油脂があります。前者は飽和脂肪酸が多く、血液中の脂質を増やして動脈硬化を進みやすくします。後者は不飽和脂肪酸が多く、余分な脂質を減らして動脈硬化を防ぎます。

つまり、調理の際に植物性油脂を使うようにすれば、肥満や高血糖の改善につながるのです。

不飽和脂肪酸にもさまざまな種類がありますが、特にとりたいのは、オリーブ油に多く含まれている「オレイン酸」。オレイン酸は血液中のコレステロールを減らして動脈硬化を防ぐうえ、酸化しにくいので調理油にぴったりです。オレイン酸の配合率を高めた商品もあるので、好みで選んで使いましょう。

また、キャノーラ油（菜種油）にもオレイン酸が多く含まれます。

油に含まれる脂肪酸

◯意識してとりたい

オレイン酸

不飽和脂肪酸の一種で、血液中の余分なコレステロールを減らして動脈硬化を防ぐ。ほかの油と比べて酸化しにくい。オレイン酸を70%以上含む、オリーブ油がおすすめ。

例　オリーブ油、キャノーラ油　など

α-リノレン酸

不飽和脂肪酸の一種で、EPAやDHAを合成する（P62参照）。血行をよくしたり、がんや高血圧の予防にも効果的。酸化しやすいため、サラダやマリネなどに使うとよい。

例　しそ油、亜麻仁（あまに）油　など

△とりすぎに注意

リノール酸

オレイン酸やα-リノレン酸と同じく不飽和脂肪酸の一種だが、コレステロール値や血圧を下げる一方、とりすぎると、血液中の善玉コレステロールまで減らしてしまう。

例　大豆油、サフラワー油　など

下準備で油の摂取量をカット

食材が油を吸いすぎないよう、油の量を減らし、調理時間を短縮する

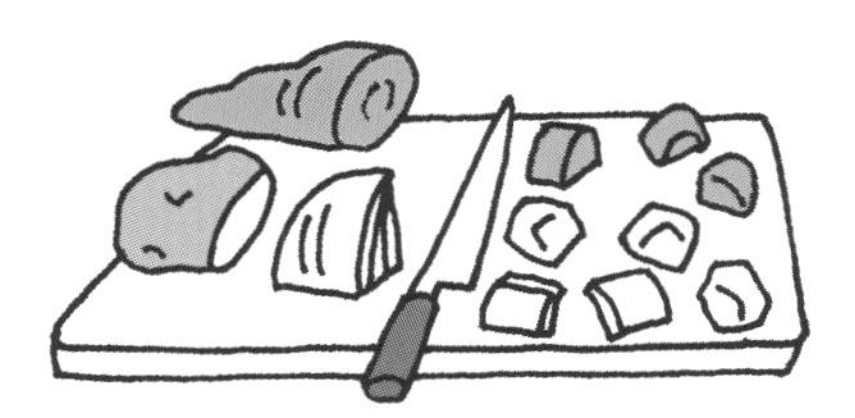

1 食材を同じ大きさに切る

食材の大きさがバラバラだと、全体に火が通るまで時間がかかり、油を吸収しやすくなる。下準備の段階で、食材はできるだけ均一の大きさに切っておく。

2 電子レンジなどで火を通しておく

かたい食材は火が通るまで時間がかかるため、その間に油を吸収してしまう。先に電子レンジなどで加熱したり、下ゆでしておけば調理時間を短縮でき、油の吸収を抑えられる。

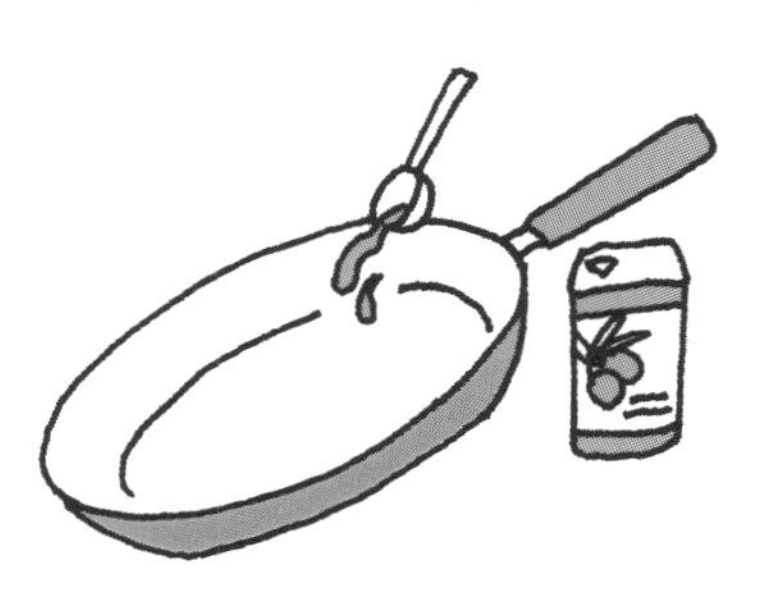

3 フッ素樹脂加工のフライパンで油は少量に

調理器具にも工夫を。フッ素樹脂加工のフライパンで調理すると、料理が焦げつきにくいため、油の使用量をカットできる。油をひくときは、計量スプーンなどで毎回量る。

不飽和脂肪酸は動脈硬化を防ぐといっても、とりすぎはNG。油は1gあたり約9kcalと高エネルギーで、とりすぎると摂取エネルギー量が増えて肥満をまねきます。肥満はインスリンの働きを悪くするので、血糖値も上がる可能性が高くなります。

血糖値のコントロールをよくするには、油の摂取量を減らす工夫をしましょう。自分や家族が調理する際には、油を使わない蒸し煮などがおすすめです。さらに、ちょっとした下準備の工夫や、フッ素樹脂加工のフライパンを使ったりすることで、油の使用量を抑えることができます。

外食の際には、天ぷらやフライ、から揚げなど、油を多く使った料理はできるだけ控えましょう。サラダはドレッシングではなく酢をかけるか、ノンオイルのドレッシングを選ぶようにします。

青背の魚で血液をサラサラに！

高血糖が続くと動脈硬化が進みやすくなりますが、青背の魚に多く含まれるEPAやDHAといった脂肪酸には、動脈硬化を改善する働きがあります。調理法や食べ方を工夫して、脂ごととりましょう。

レモンやかぼすといっしょにとって、EPAやDHAの酸化を防ぐ

サバやサンマなど、背の青い魚の脂には、不飽和脂肪酸の一種であるEPA（エイコサペンタエン酸）とDHA（ドコサヘキサエン酸）が豊富に含まれます。どちらも動脈硬化の予防に効果があり、特にEPAには血栓を防いで血液をサラサラにする働きが、DHAには血液中のコレステロールや中性脂肪を減らす働きがあります。血糖値が高い人は動脈硬化が進みやすいので、これらの脂を積極的にとりましょう。

注意したいのは、EPAもDHAも酸化しやすいことです。酸化すると過酸化脂質に変わり、動脈硬化を促して生活習慣病のリスクを高めます。酸化を防ぐには、新鮮なものを食べるのはもちろんのこと、ビタミンCを加えると効果的。焼き魚にレモンやかぼすなどを搾るのは、風味を添えるだけでなく、酸化防止の目的もあるのです。

生活習慣病の予防に

不飽和脂肪酸
植物油や魚の脂に多く含まれる。比較的酸化しやすい。

空気に触れたり時間とともに酸化

ビタミンCで酸化を防ぐ
ビタミンCは野菜や果物などに豊富で、油脂の酸化を防ぐ働きがある。レモンやかぼすを搾ったり、サラダをいっしょに食べるなどして料理に取り入れるとよい。

過酸化脂質
不飽和脂肪酸をはじめとする、脂肪酸の酸化が進んでできたもの。細胞や血管の老化を進めたり、発がんのリスクを高める。

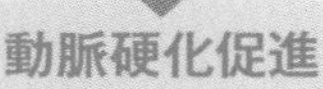

刺身で食べたり、ホイル焼きにするなど脂を逃がさない調理法で食べる

食物繊維を増やしたり、減塩対策も

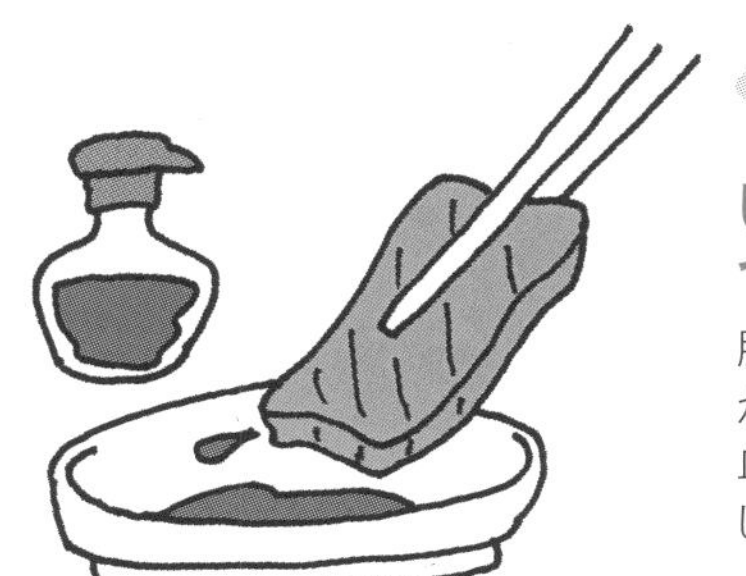

刺身にするなら……

しょうゆは小皿に少量出して、つけて食べる

脂の損失を少なくするには、生のまま食べるのがよい。しょうゆは、直接かけるのではなく小皿に少量出し、つけて食べると減塩に。酸化しやすいため、買ってきたらすぐに食べる。

ホイル焼きなら……

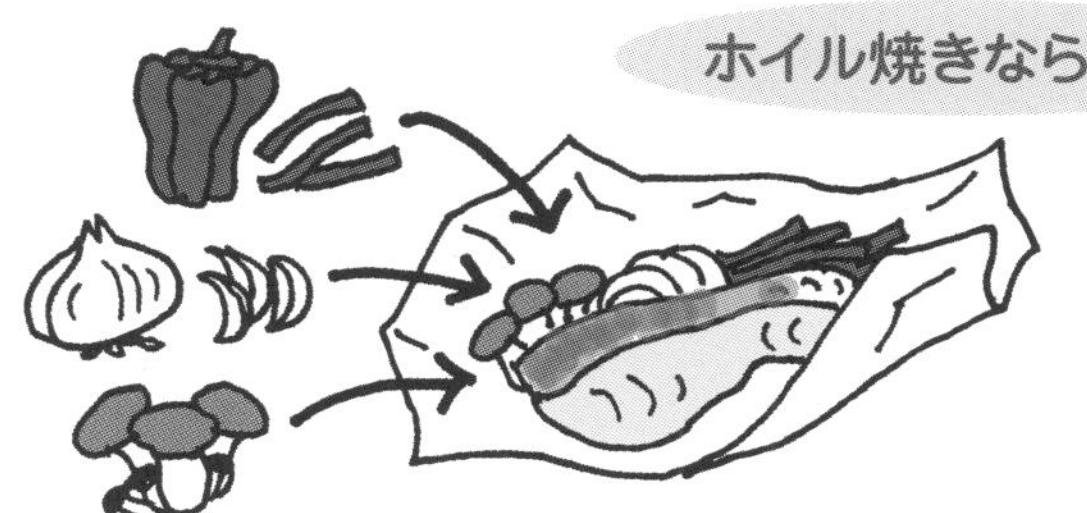

野菜やきのこで食物繊維をプラスする

緑黄色野菜や淡色野菜、きのこ類などをいっしょに入れれば、食物繊維を補える。また、野菜のうまみがしみ込んで満足度もアップ。

溶け出た汁もとれるよう、味つけは薄めに

EPAやDHAをあますところなくとるには、溶け出た汁ごと食べるのがベター。味つけを濃くすると塩分の摂取量が増えるため、うす味に。

EPAとDHAは脂に含まれるので、煮たり、グリル焼きなどにすると脂が落ちてしまいます。せっかく青背の魚を食べてもそれではもったいないので、脂ができるだけ残るように調理しましょう。

もっとも簡単なのは、新鮮なうちに刺身にして食べることです。ただし、切ったそばから脂が空気に触れて酸化していくので、切り身になっているものではなく、サク（切り身にする前の状態）を買ってきて、食べる直前に切るようにしましょう。

加熱するなら、脂を閉じ込めたまま調理できるホイル焼きなどがおすすめです。また、煮る場合でも、スープにしたりトマト煮などにすれば、脂の溶け出した汁も飲めます。いずれの調理法の場合も、塩分のとりすぎを防ぐため、味つけは薄めにすることを忘れずに。

肉料理に豆腐を混ぜて、肥満&高血糖予防

豆腐は血糖値を上げにくく、低エネルギー。肉料理に混ぜると、エネルギーを減らしつつ料理にボリュームを出せるため、〝エネルギー量を抑えてたくさん食べる〟のに役立ちます。たんぱく質の補給源にも。

肉と豆腐を合わせることで、肉のエネルギー量を抑える

食生活改善に大きく役立つのが、豆腐です。低エネルギーで淡泊な味の豆腐は、高エネルギーになりがちな肉料理との相性も抜群です。

例えば、ハンバーグやつくねなどひき肉を使った料理に、よく水切りした豆腐を混ぜれば、見た目の量は同じでも肉の使用量を減らせます。その分エネルギー量を抑えられ、肥満や高血糖の予防につながります。

また、ゴーヤチャンプルーや麻婆（マーボー）豆腐など、肉と豆腐をいっしょに使った料理は多く、組み合わせることで豆腐の栄養価を少し高める効果があります。豆腐は良質なたんぱく源ですが、たんぱく質の栄養価を評価した「アミノ酸スコア」では、100点満点の肉や卵などに比べるとやや下がります。けれども、肉と豆腐を組み合わせることで、豆腐のアミノ酸スコアが少し上昇し、栄養価が高くなるのです。

豆腐の栄養価も上がる

アミノ酸スコアとは？

アミノ酸とはたんぱく質の構成成分で、体内で合成できない９種類のアミノ酸を必須アミノ酸と呼ぶ。アミノ酸スコアは、食品に含まれる必須アミノ酸のバランスを点数で評価したもの。

豆腐	アミノ酸スコア100 肉

豆腐などの植物性食品と比べ、肉や魚などの動物性食品のほうが点数が高い。

肉と合わせてとると……

アミノ酸スコア100 豆腐＋肉

アミノ酸スコアのやや低い豆腐も、肉を組み合わせた料理でアミノ酸スコア100に上昇し、栄養価がアップする。

料理の"カサ増し"に活用すれば低エネルギーでもおなかいっぱいに

淡泊だから、いろいろな料理に合う

○

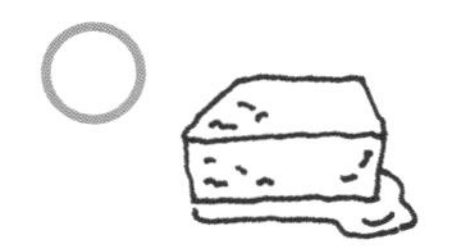

ふつうの木綿や絹ごし豆腐

豆腐は揚げていないものを

同じ豆腐でも、揚げてあるものは高エネルギーで、脂質も多い。できるだけ揚げていないものを選ぶか、使うとしても少量に抑える。

△

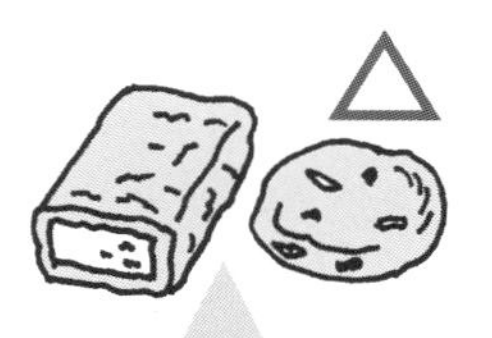

厚揚げ・がんもどき

例　ギョーザ・シューマイ

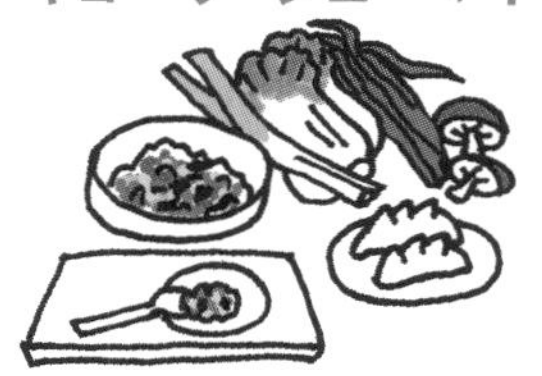

豆腐といっしょに、細かく刻んだニラやキャベツ、きのこなども多めに入れ、食物繊維をとる。しょうゆは減塩のものを。

例　ドライカレー

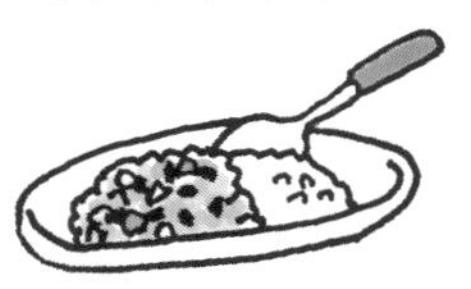

ひき肉に豆腐を混ぜる。ライスを玄米や胚芽米にすると、食物繊維やビタミンB_1がとれる。カレールウは使わず、カレー粉のみでつくるとエネルギーカットに。

例　ハンバーグ・ピーマンの肉詰め

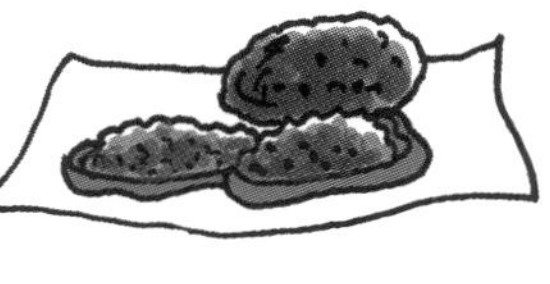

ひき肉の量は少しでOK。豆腐は混ぜる前にしっかりと水切りすること。にんじんやたまねぎなどを細かく刻んで混ぜれば、さらにカサ増しに。

豆腐は血糖値を上げにくく低エネルギーなので、高血糖の人にとって強い味方になります。

食事改善を始めると、多くの人が今までより食べる量を減らさないといけないことに不満を感じるようですが、そんなときにも豆腐が活躍します。**料理に豆腐を混ぜてカサを増す**ことで、エネルギー量をあまり上げずに、たくさん食べることができるのです。さらに、野菜やきのこなど低エネルギーの食品と合わせれば、食物繊維もいっしょにとれます。和食、洋食、中華とさまざまな料理に活用してみましょう。

料理をする時間がない人は、冷やっこや湯豆腐にして、そのまま食べてもヘルシーな1品に。ただし、厚揚げや揚げだし豆腐など油を多く使ったものは、エネルギー量が高いので控えめにしましょう。

牛や豚はヒレ、鶏はむね肉でカロリーオフ

肉は重要なたんぱく源ですが、脂肪が多く、とり方によっては高血糖や肥満をまねくことも。基本は、脂肪の少ない部位を選んで使うこと。これだけでも、摂取エネルギー量をぐっと減らせます。

肉は、赤身肉や皮なしにするだけで、エネルギーを約半分カット

肉は基本的に高エネルギーです。エネルギーを控えるためには、**脂肪の少ない部位を選んで**食べましょう。ふだん食べている肉の部位を変えるだけで、摂取エネルギー量を抑えられ、肥満の予防・解消に役立ちます。

鶏肉は、手羽先やももより、むねやささみを選びます。豚肉や牛肉なら、ロースやバラ肉は避け、ヒレ、もも、肩肉に。さらに、鶏肉は皮なしを、豚肉・牛肉は赤身肉を選んだり、脂身を取り除くだけで、エネルギー量を減らせます。

鶏はむね肉やささみにする

エネルギー量は100g相当。手羽先のみ皮つきの数値。

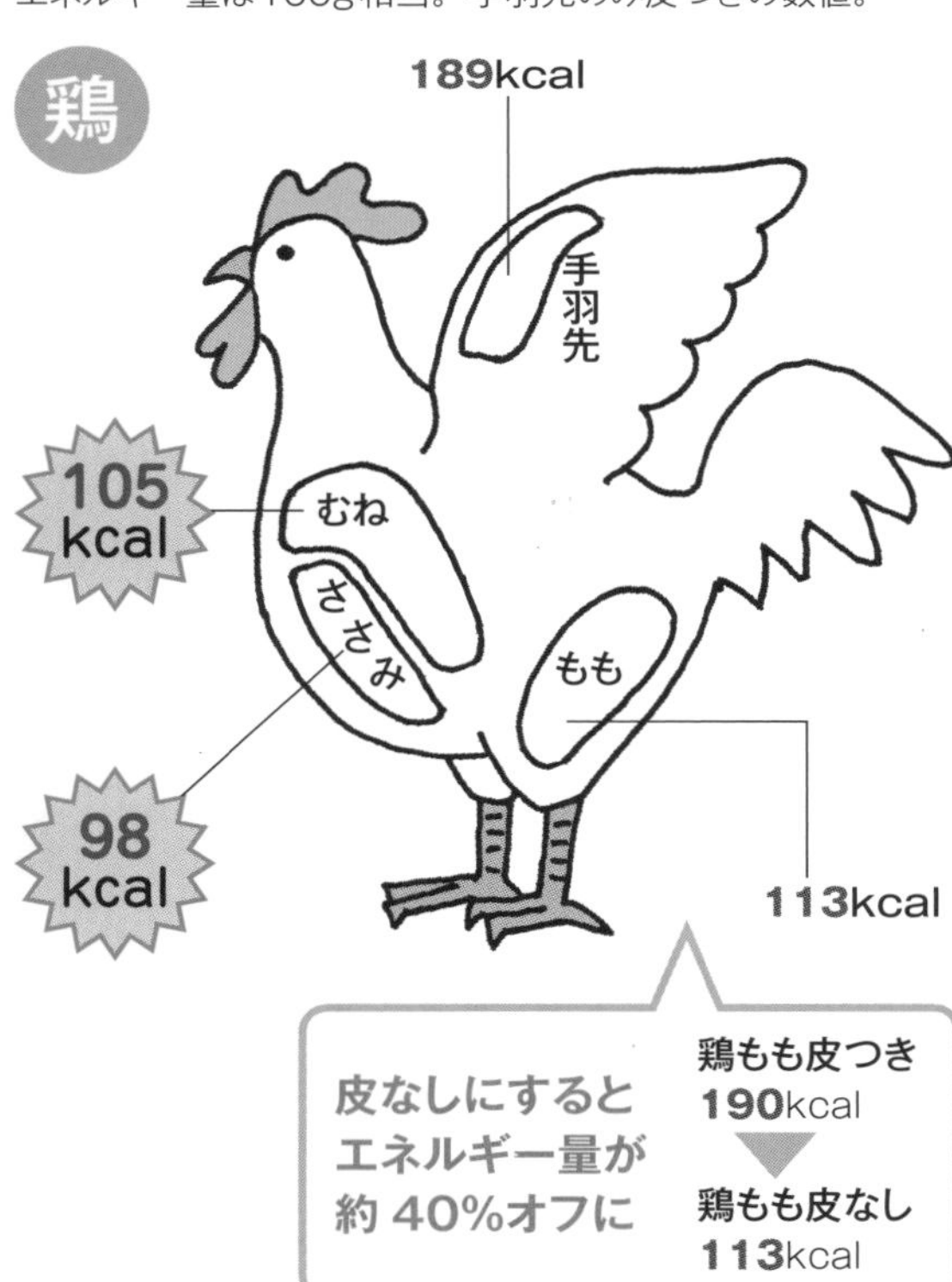

※P66～67の数値は「日本食品標準成分表2020年版（八訂）」を参考。

できるだけ1日1食まで。昼のうちに食べて、肥満を予防

牛と豚は、ヒレ・もも・肩肉を選ぶ

エネルギー量は100g相当。バラは脂身つき、それ以外は脂身を取り除いた数値。

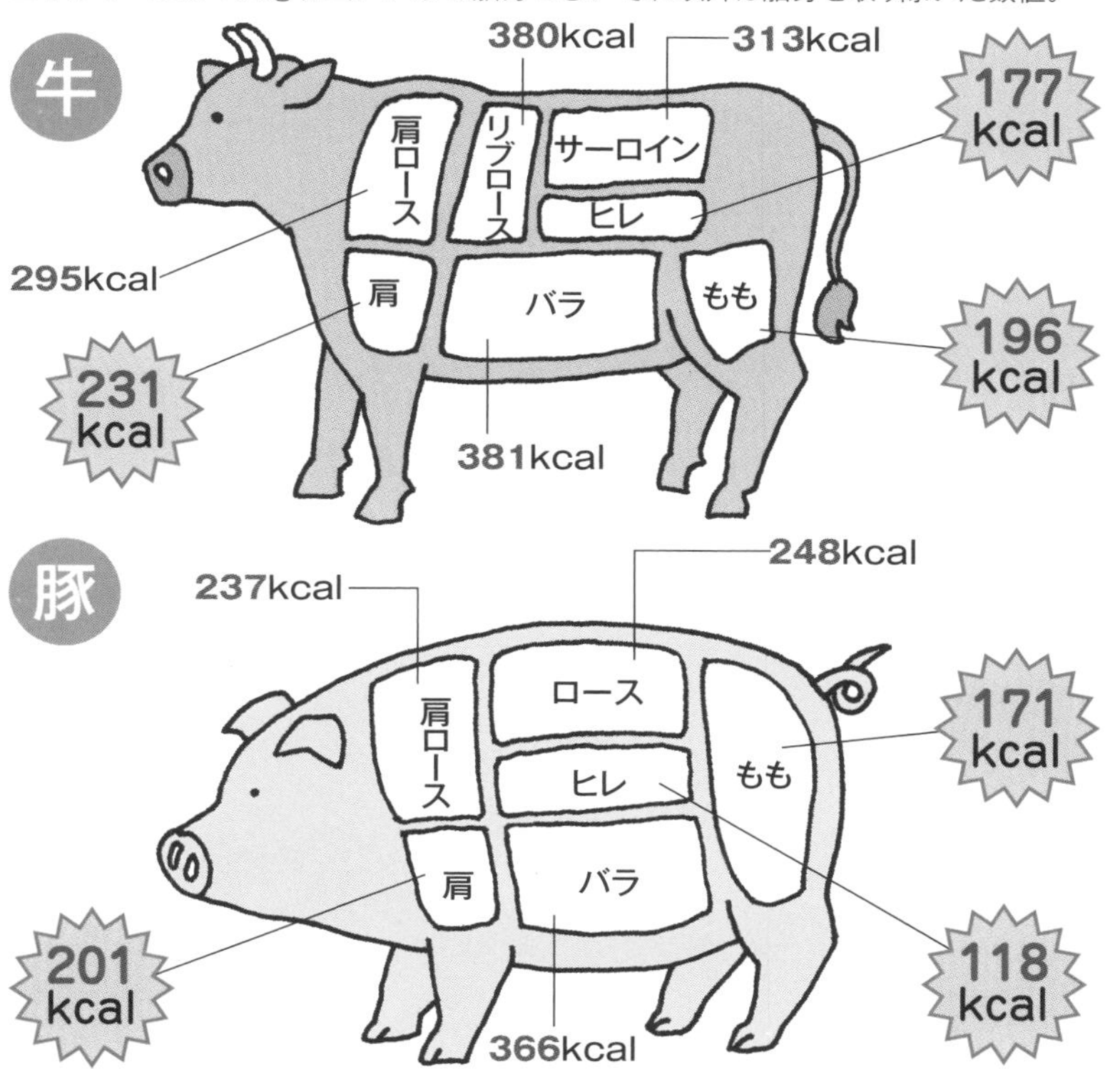

脂の少ない部位を選べばエネルギーは抑えられますが、毎食続けて肉を食べると栄養バランスが偏ってしまいます。肉料理はできるだけ「1日1食まで」と決め、ほかの食事は魚や卵、大豆製品を使った料理などをローテーションさせましょう。

また、**1食の適量の目安は手のひらサイズ**です（P71参照）。食べすぎはエネルギー過多につながりますから、適量を守ることが大切です。

食べるなら昼食がおすすめです。日中は仕事など活動量が多いので、**肉のエネルギーをしっかり消費でき、肥満を防ぎやすく**します。から揚げなど油を多く使ったものは消化に時間がかかり、睡眠中も血糖値が高い状態が続きます。夜に食べる場合は、なるべく油を使わず、さらに、脂を落とす調理法で食べましょう（P68参照）。

肉の脂は家でも外でも〝焼く・蒸す〟で落とす

肉は脂がのっているほうがおいしい、という人は多いですが、その脂がクセ者です。脂のとりすぎは肥満や動脈硬化につながるため、高血糖の人は要注意。脂を落とす調理法を覚えておきましょう。

焼いたり蒸したりすると、脂もエネルギーも同時に減らせる

肉に含まれる動物性脂肪は、とりすぎると血液中の中性脂肪や悪玉コレステロール（LDLコレステロール）を増やし、動脈硬化を進めます。高血糖の人は、できるだけ脂を落として食べるようにしましょう。

ゆでこぼせば脂を減らせますが、肉のうまみも流れ出てしまいます。うまみを残しながら脂を減らすには網焼きやオーブン焼き、蒸し焼きなどがおすすめです。フライパンで調理するなら、油が少量ですむフッ素樹脂加工のものを使いましょう。

焼き方をひと工夫するだけ

油を使わずに落とすなら……

網焼き・オーブン焼き
余分な脂が落ち、エネルギーカットに。“バター焼き”よりは“おろしソースがけ”にするなど、ソースもエネルギーを抑える工夫を。

蒸し焼き
余分な脂はしっかり落としつつ、肉のうまみが残る。野菜やきのこといっしょに蒸せば、手軽に食物繊維もとれておすすめ。

フライパンで調理するなら……

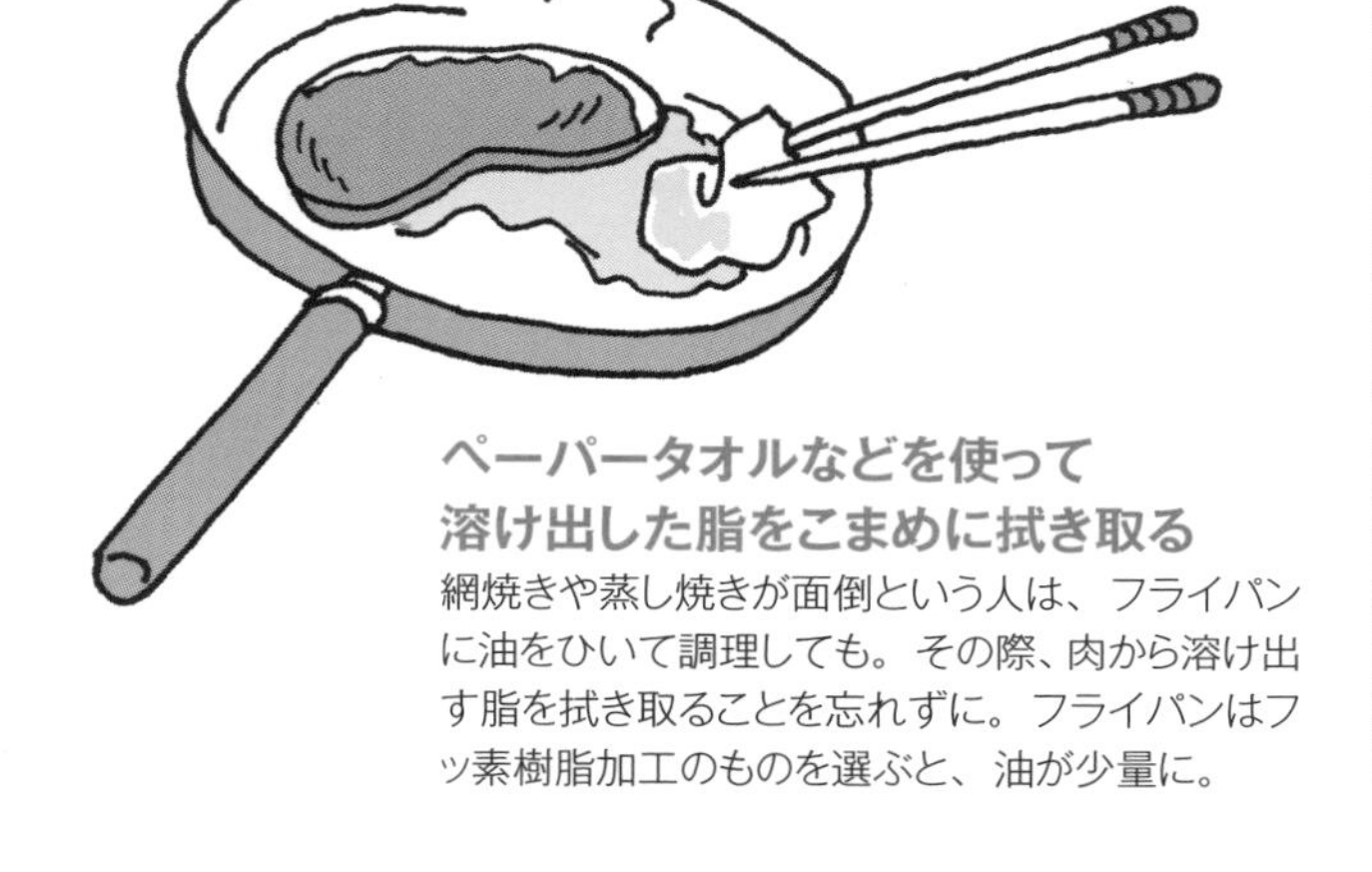

ペーパータオルなどを使って溶け出した脂をこまめに拭き取る
網焼きや蒸し焼きが面倒という人は、フライパンに油をひいて調理しても。その際、肉から溶け出す脂を拭き取ることを忘れずに。フライパンはフッ素樹脂加工のものを選ぶと、油が少量に。

部位や調理法からメニューを決めれば、家でも外でも低カロリー食に

同じ肉料理でも、エネルギーを抑えたものを

豚

ロースカツ

脂身つきの豚ロース自体が100gで248kcalと、赤肉よりエネルギー量が高い。そのうえ油で揚げたため、より高エネルギー・高脂質に。

約120kcalカット →

しょうが焼き

焼くことでエネルギーと脂質をカット。たれのしょうゆやみりんを少量に抑えても、しょうがの風味でおいしく食べられる。

牛

牛丼（具材とたれ）

バラ肉は高エネルギー。砂糖やしょうゆで煮詰めるため、糖質や塩分が多く、脂もつゆにたっぷり溶け出ている。

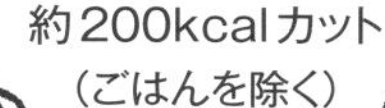

牛ヒレの網焼き

脂肪の少ないヒレを選び、網焼きにして余分な脂を落とす。ソースを少量にすれば、よりエネルギーカットに。

焼き鳥（ねぎま・たれ）

鶏のもも肉は低エネルギーで、焼くことで脂も落ちているが、たれによってエネルギー量が高くなっている。

約130kcalカット →

ささみの梅じそ焼き

ももより脂肪の少ないささみにする。さらに梅じそ焼きなどを選べば、糖質や塩分を抑えられ、カロリーダウンに。

肉は部位と調理法によって、エネルギー量が大きく変わります。例えば豚のロース肉を使った料理でも、ロースカツとしょうが焼きではエネルギー量も脂質も異なります。家でも外食でも、なるべく脂を落とした料理にしましょう。

特に気をつけたいのは、外食のときです。外食メニューは一般的に高エネルギーになりがちで、高血糖の要因となります（P78～81参照）。肉料理も同じで、脂ののった部位をたっぷりの油で調理していることもめずらしくありません。

肉料理を選ぶ際には、例えば、バターソースのステーキよりも大根おろしソースのステーキを、鶏もも肉のから揚げよりもささみの梅肉和えを、というように、**肉の部位や調理法からできるだけ油脂の少ないもの**を選びましょう。

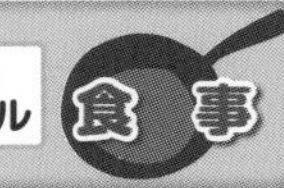

計量スプーンで量るクセをつける

適正摂取エネルギー量の範囲内でバラエティ豊かな食事を楽しむには、"量"を意識することが大切です。調味料は計量スプーンや計量カップできちんと量り、食品は1食あたりの適量を守りましょう。

太らない油の量は、1日大さじ1～2杯まで。
量るだけで、肥満や高血糖の予防に

調理の際に気をつけたいのは、調味料の量です。特に油はボトルから直に注ぐと思いのほか出てしまい、脂質のとりすぎにつながります。また、しょうゆやみそなども同様で、適当に入れていると高塩分に。調味料にもエネルギー量があるので、適量を少し超えているだけだと思っても、それが続けば血糖値への悪影響は大きくなります。

油の適量は1日大さじ約1～2杯。調理のたびに、計量スプーンや計量カップで量る習慣をつけましょう。

血糖コントロールに役立つ

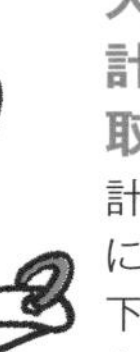

大さじ・小さじ・計量カップは取り出しやすいところへ

計量器は、取り出しにくい場所にしまっておくと、使用頻度が下がり使わなくなってしまいがち。調理のたびにすぐ使えるよう、サッと取り出せる位置へ。

きちんと計量して調理すると……

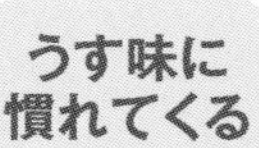
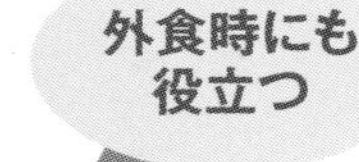
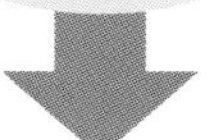

余分なエネルギーをとらずにすむ

うす味に慣れてくる

外食時にも役立つ

血糖値をコントロールしやすくなる

注意!
食品によって分量が変わる

	みそ	しょうゆ	上白糖	油	塩
小さじ1	6g	6g	3g	4g	6g
大さじ1	18g	18g	9g	12g	18g

同じ計量器でも分量が異なるため、注意して量る。

1食分の材料を目で覚えれば、ひと目で適量がわかり、食べすぎ防止に

1日分や1食分の目安を覚える

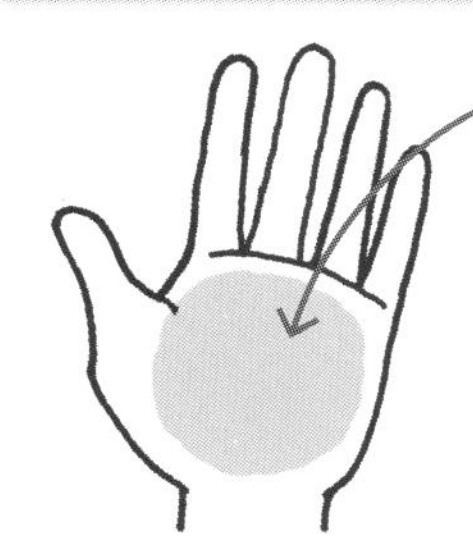

肉や魚は手のひらサイズで1食分

肉や魚の1食分は、食品交換表（P92～95参照）の1単位分＝80kcal。肉なら1枚、魚なら1切れ～1尾ほどで、手のひらの大きさとだいたい同じになる。

例　豚ヒレ（脂身を除く）1枚（60g）、アジ中1尾（60g）、タラ大1切れ（100g）など

野菜は両手に1杯で1食分

野菜の1日の摂取量は、食品交換表や厚生労働省「健康日本21」にもとづき、350g以上とるようにする。目安としては、生野菜で毎食両手に山盛り1杯。緑黄色野菜と淡色野菜の比率は1：2を心がける。

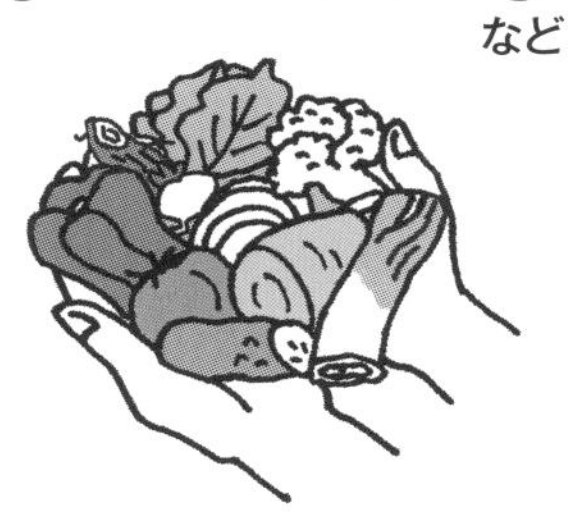

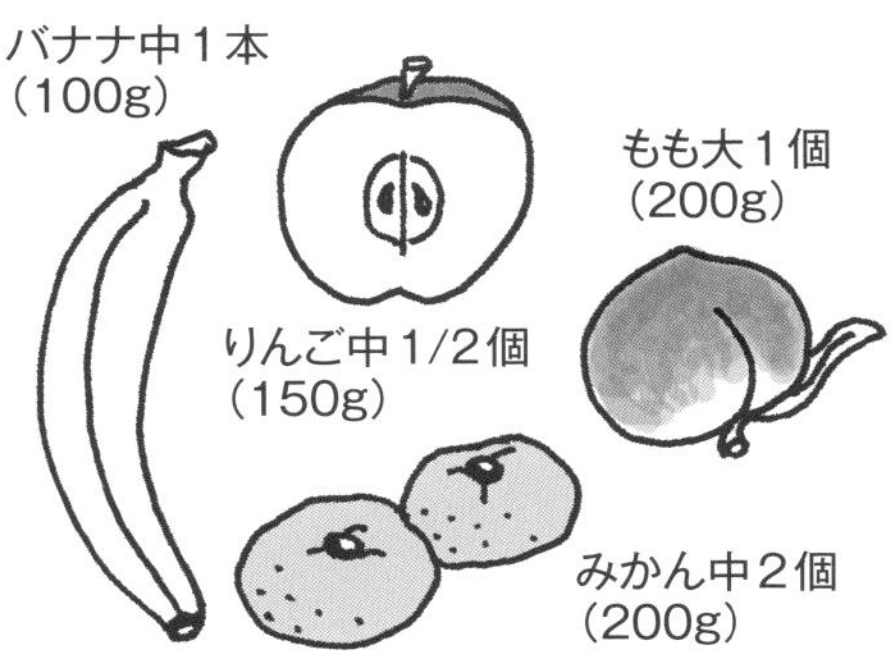

（　）内の数値は、皮や芯などを除く可食部の目安

果物はだいたい100～200gで1日分

果物はビタミンの補給に重要な食品だが、糖度が高いため、食べすぎは高血糖につながる。適量は1日100～200g。朝食、昼食、夕食、間食の中で適宜とるようにする。

食材も、無意識に使ったり盛りつけたりしていると食べすぎにつながります。肥満や高血糖を防ぐため、**適量がどのくらいなのか、まずは家で量ってみましょう。**

適量の目安は、肉や魚は1食あたり手のひらサイズ、野菜は1食あたり両手に山盛り1杯（1日山盛り3杯）、果物は1日あたり100～200gです。これはだいたい80kcalに相当するので、P92～95の「食品交換表」の「1単位」と同じになります。

これがどのくらいの量なのか、実際に量ってみて、目で見て覚えましょう。一度覚えてしまえば、調理の際に目分量でも適量を守れるようになります。また、外食の際にも、どのくらい食べて、どのくらい残したらよいのかがわかるので、摂取エネルギー量のコントロールにいっそう役立ちます。

参考：日本糖尿病学会編・著　糖尿病食事療法のための食品交換表　第7版、P44-45、50-51、62、80、日本糖尿病協会／文光堂、2013（2019年現在）

減塩調味料や天然だしで、ラクラク減塩

塩分が濃い料理はごはんが進むので、炭水化物のとりすぎにつながりやすくなります。その結果、摂取エネルギー量が増え、血糖値を上げてしまいがちに。高血糖の人は、減塩を心がけましょう。

調味料を**減塩タイプ**にすると、無理せず**3割減塩**に

現在、日本人の食塩摂取量は男女平均が10・1g＊で、これはとりすぎです。目標値は男性が7.5g未満、女性が6.5g未満。高血圧の人は、6.0g未満を目標に、減塩に取り組んでください。

減塩のポイントは、うす味に慣れること。ただし、濃い味を食べ慣れている人が急にうす味にすると、味気なく感じてしまい、減塩が続かなくなりがちです。そんなときは、しょうゆやみそなどの調味料を、すべて〝減塩〟のものに換えてみましょう。味はほぼ変えずに、塩分を3割程度減らすことができます。

また、料理に後からしょうゆなどをかけるのも塩分のとりすぎにつながります。食卓に塩やしょうゆを置いておくとついかけてしまいますから、置かないように。代わりに香辛料や酢を置き、物足りないときはこれらで風味を足しましょう。

＊「令和元年国民健康・栄養調査」厚生労働省より

減塩と無塩がある

減塩タイプ
食塩量を減らした食品や調味料。食塩量はメーカーごとに異なる。塩、しょうゆ、ソース、みそ、ケチャップなど、多くの調味料に減塩タイプが出ている。

無塩タイプ
食塩を使っていない食品や調味料。だしの素やバターなどは、このタイプを使うとよい。ただし、バターは血液中の余分な脂質を増やす飽和脂肪酸を多く含むため、無塩でも使用量は控えめにする。

よく使う調味料
10gあたりの食塩相当量

コンソメスープの素……**4.3g**
こいくちしょうゆ……**1.5g**
みそ（淡色辛みそ）……**1.2g**
ウスターソース……**0.9g**

たった10gでも多量の塩分を含むことがわかる。目分量で入れるととりすぎになりやすいので、必ず計量スプーンなどで量ること（P70参照）。

※数値は「日本食品標準成分表2020年版（八訂）」を参考。

だし・香辛料・レモン・香味野菜で、小さじ1杯のしょうゆでも満足できる

天然の素材で減塩するポイント

1 昆布やかつお節でだしをとる

スープやすまし汁といった汁物には、昆布やかつお節など、天然の素材からとっただしを使うようにする。しっかりとることで香りが出て、少ない塩分でも満足できる。

2 こしょうや七味など、香辛料を使う

こしょう、七味唐辛子、カレー粉、わさび、からしなど、香辛料は塩分を含まないため、減塩に役立つ。ただし、ゆずこしょうやトウバンジャンなどは塩分を多く含むため注意。

3 レモンやかぼすなど、酸味を利用する

レモンやかぼす、ゆずなど柑橘類の酸味は、塩けに代わって料理を引き立てる。青背の魚に搾れば、不飽和脂肪酸のEPAやDHA（P62参照）の酸化を防ぎ、動脈硬化予防に。

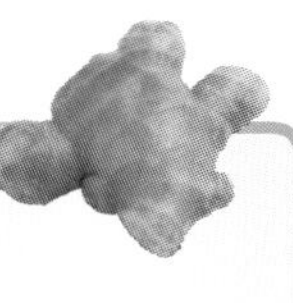

4 香味野菜で香りづけする

しょうが、みょうが、しそ、ねぎ、三つ葉などの香味野菜は、香りがよいため、料理に使えばうす味でもおいしく食べられる。細かく刻めば刻むほど香りが出る。

減塩を長続きさせるには、素材のうまみを最大限に活かして、塩分に頼らない味でもおいしく感じられるようになることです。

例えば、だしは昆布やかつお節など、天然の素材でとるようにしましょう。しっかりだしをとれば、塩やしょうゆはごく少量ですみます。市販の化学調味料によるだしなどは、塩分を多く含んでいるので注意してください。そのほか、香辛料で香りづけしたり、柑橘類の酸味を足したり、香味野菜の風味を加えれば、塩分は少なくてもおいしく食べることができます。

また、塩分を感じるのは舌先です。刺身にしょうゆをつけて食べるようなときは、**ほんの少しだけしょうゆをつけて、舌先にのせるようにして食べる**と、少量でもしっかり塩分を感じられます。

日本酒は1日1合、ビールは500㎖缶1本まで

高血糖でも、血糖値のコントロールがよく、合併症のない場合は、適量ならお酒を楽しめます。お酒が好きな人は、まずは量を半分に減らすことから始めましょう。

そこで、まずは半分に減らすことから始めてみましょう。

また、おつまみには低エネルギーで、炭水化物の分解をゆるやかにする食物繊維も豊富な、野菜や豆料理を選ぶようにします。

まずは、**今飲んでいる量を半分**に。おつまみは野菜や豆料理で食物繊維を

飲酒は血糖値の状態を乱す原因となります。まず、アルコールそのものが1㎖につき約7kcalとエネルギー量が高めです。酔うと飲酒量を守れなくなりがちですが、それがエネルギー過多をまねきます。さらに、お酒は食欲を増進させるうえ、こってりとした揚げ物などをおつまみにする人が多く、食べすぎて高血糖を悪化させることもあります。血糖値が特に高い人は、禁酒が原則です。

ただし、血糖値の状態がよく、合併症が現れていない場合は、適量なら飲んでも大丈夫です。その場合でも、たいていの人は今よりもだいぶ飲酒量を控えなければいけません。

アルコール量を半分に

「量を減らすと、物足りない……」

対策　薄めれば、同じ量でアルコールは半分に

飲む量を減らしたくない場合は、焼酎など薄めて飲めるお酒にし、半分量を水やお湯で割って飲む。アルコール量は半分でも飲む量は変わらないため、満足感が得やすい。

「量は多くないけれど、毎日飲む」

対策　“飲まない日”を間に挟んで飲む

飲む日と飲まない日を交互にすれば、1週間で飲む量は約半分に。飲まない日を設けることで、アルコールを代謝する肝臓を休め、脂肪肝の予防・改善にもつながる。

「飲み会で飲まないわけには……」

対策　水やお茶と交互に飲む

お酒は乾杯だけにとどめるのがベストだが、難しい場合は水やお茶と交互に飲んで、アルコール量を抑える。ジュースは糖質が多いのでやめておこう。

「ビールは1日500㎖まで」など適量まで減らし、脂肪肝を予防・改善！

これならできる！　お酒の上手な減らし方

作戦1
その日飲む分だけ買って飲む

家で飲む場合、何本も買いだめしておくと、つい2本、3本と飲みすぎてしまいがちに。「1日1本」など飲む量を決め、その分だけ買って帰るようにする。ワインなどは、決めた量を注いだら、すぐにボトルをしまう。

作戦 2
ノンアルコールに代えていく

家でもお店でも、ノンアルコールのビールやカクテルを飲むようにする。高血糖を抑えるには、できるだけ糖質ゼロのものを選ぶとよいが、0kcalとは限らないので、飲みすぎに注意する。

作戦 3
飲みの席では節酒を宣言する

宴会では、勧められるまま飲むのではなく、「血糖値が高めなので……」と宣言することが大切。また、「おつぎしますよ」「何か頼みますか?」などつぎ上手になり、周りの協力も得ながら、少しずつ飲む量を減らす。

適量まで減らしていく

ビール	日本酒	ワイン	ウイスキー・ブランデー
500㎖缶 約1本	約1合 180㎖	約2杯 240㎖	ダブル約1杯 60㎖

今まで飲んでいた量を半分にまで減らせたら、次は〝適量〟まで減らすことを目標にします。適量とは、日本人男性の場合、純アルコールにして20g程度、日本酒なら1日1合、ビールなら500㎖缶1本に相当します。適量を守れば、血糖値のコントロールを乱さないだけでなく、飲酒による健康への悪影響を抑えることができます。

適量を守ることは、脂肪肝の予防や改善にもつながります。アルコールは肝臓での中性脂肪の合成を促進するので、飲みすぎると肝臓に脂肪がたまり、脂肪肝をまねきます。脂肪肝になると、インスリンの働きが低下して血糖値が上がりやすくなるため、高血糖の人は特に注意が必要です。肝臓はアルコールを代謝する臓器でもありますから、肝臓を守るためにも節酒を心がけましょう。

お弁当は幕の内弁当を選ぶ

市販のお弁当は揚げ物が多く、エネルギー量が高めですが、おかずの内容に気をつければ血糖値改善に役立てられます。野菜が多く入った幕の内弁当か、それに近いものを選びましょう。

"揚げ物少なめ、野菜多め"がポイント。主食・主菜・副菜を意識して

忙しい人やひとり暮らしの人では、昼食も夕食も市販のお弁当で済ませてしまうことも。一般的に、お弁当は揚げ物や味の濃いおかずが多く、血糖値を上げやすいため注意が必要ですが、選び方を変えるだけで栄養バランスを改善できます。

簡単なのは、幕の内弁当を選ぶこと。定食のように、主食・主菜・副菜がそろっているからです。揚げ物が少なく、**食物繊維の豊富な野菜を多く使ったものに**すれば、さらに血糖値の改善に役立ちます。

野菜多めで満足度アップ

ポイントは"野菜のおかずが多いもの"を選ぶこと。バランスとしては主食：主菜：副菜＝3：1：2がベスト。

いろいろな野菜で食べ応えをプラス
食物繊維の豊富な野菜が多く入っていると、見た目が鮮やかになって満足度が高まったり、噛む回数が増えておなかもいっぱいに。

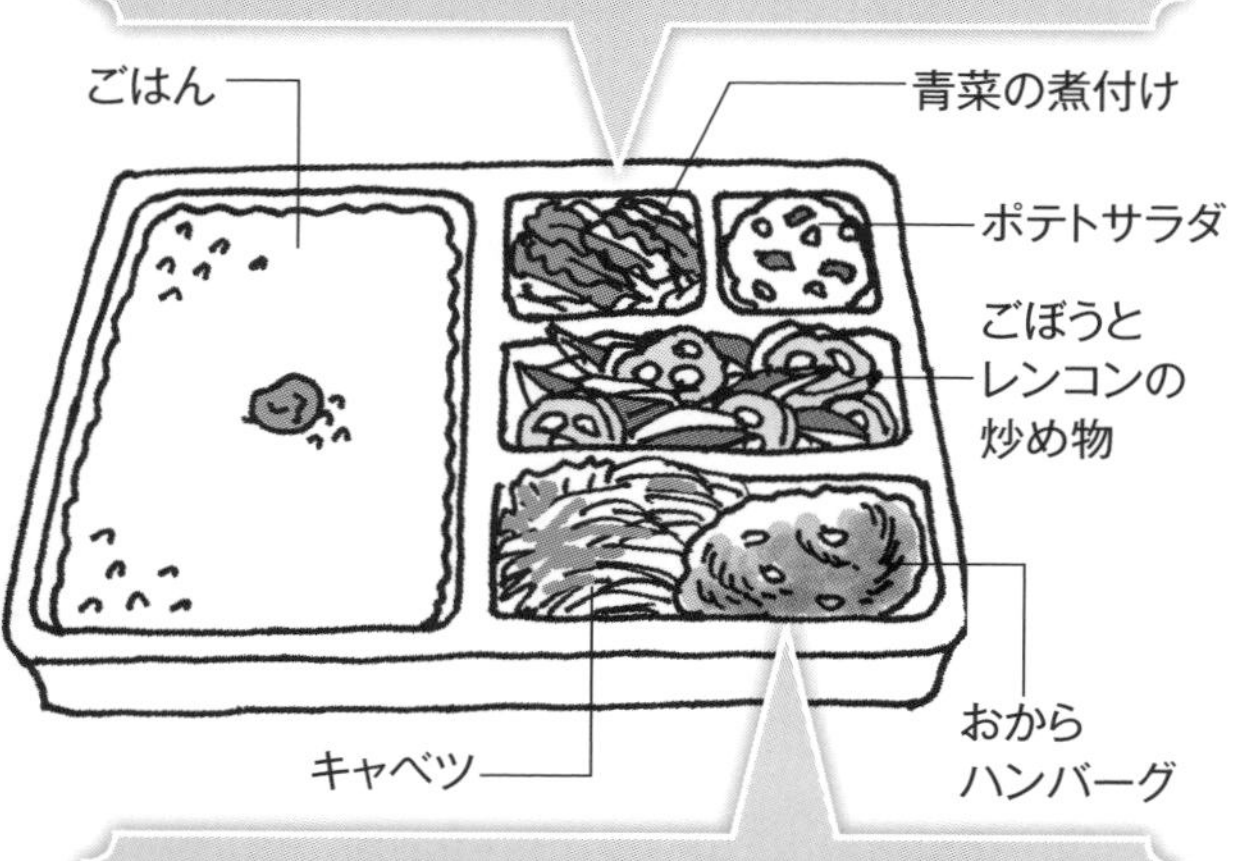

主菜はなるべく揚げていないものを選ぶ
主菜は魚介、肉、卵、大豆製品など、たんぱく源となるもの。揚げ物は高エネルギーなので、焼いたり煮たりしてあるものを選ぶ。

ごはんが多いときは残し、その分野菜を足してボリュームをキープ

お店を利用して“手づくり弁当”に

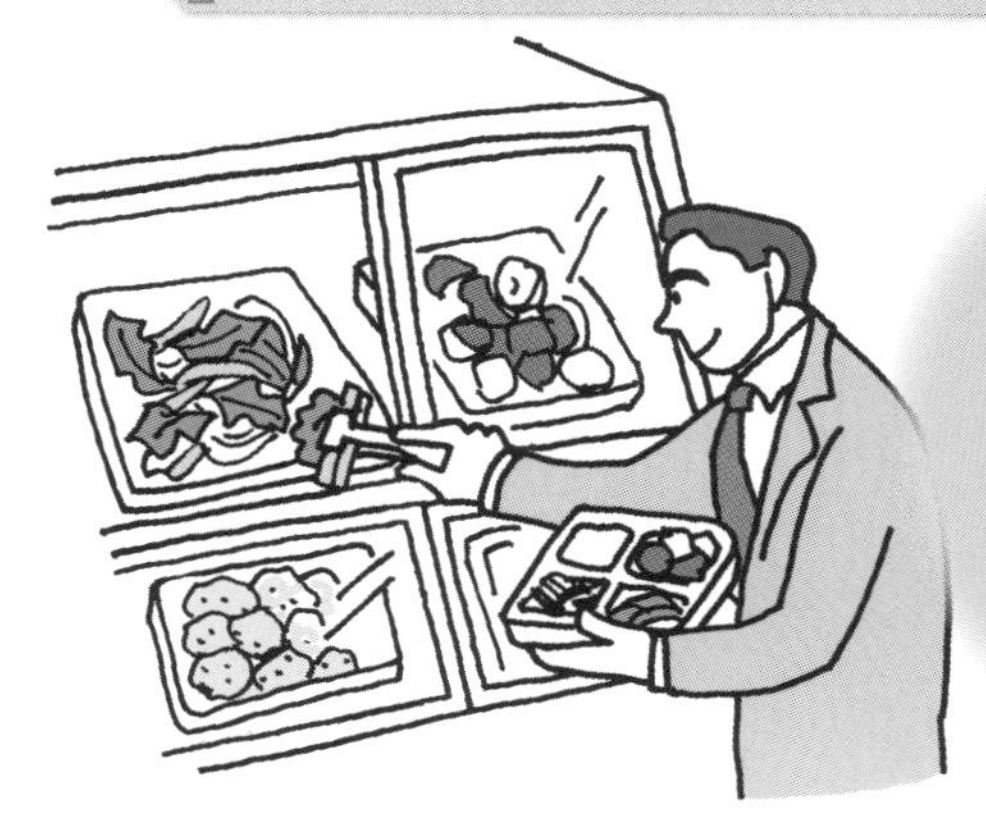

自分でおかずを選べるお店を利用してもOK

最近はスーパーだけではなく、コンビニなどにも惣菜コーナーがあり、なかには自分でお弁当のおかずを選べるコーナーがある店も。自分の適量を考えながら、バランスよく組み合わせて。

市販のものでも、3つのポイントでエネルギーカット

1 茶碗に1～2杯分以上のごはんは残す

自分の1食あたりのごはんの適量を覚えておき（P44参照）、それよりごはんの量が多いときは残す。

2 揚げ物が入っていたら、衣をはずす

できるだけ揚げ物が入っていないものを選ぶようにするが、もし入っているときは、衣をはずして食べる。

3 ついてきたソースや調味料は使わない

市販のお弁当は、具そのものに塩分が多く使われている。付属のソースや調味料は使わないのが正解。

市販のお弁当は、一般的に量が多めで高エネルギーです。エネルギー量が表示されている場合には、それをチェックしてみましょう。

自分の1日に食べてよい量（P90～91参照）と比較したとき、食べすぎになってしまう場合には、**ごはんや揚げ物などを残す**ようにしてください。「食べ物を残すのはもったいない」と気が引けるかもしれませんが、「血糖値を改善して糖尿病を防ぐため」と割り切って考えることも必要です。

おかずに野菜が少ないときには、ごはんや揚げ物などを減らし、その分、**サラダやおひたし、野菜の煮物などを単品で追加**します。お弁当ではなく、おにぎりやサンドイッチを食べるときにも、それだけをたくさん食べるのはやめて、主菜や副菜になる惣菜を足すようにします。

外食をおいしく低カロリーに抑えるコツ

外食は、定食のある店や野菜料理を追加できる店を選びます。また、血糖値をコントロールするための食事改善は和定食が基本ですが、量と食べ方に気を配れば、洋食や特別な日のコース料理も楽しめます。

平日ランチは、野菜と魚のそろう〝和定食〟。肉を食べるなら、脂身少なめで

外食の多い人は野菜が不足しがちなので、野菜を多く食べられる店を選んで行きましょう。また、行きつけの店をつくるのもおすすめです。野菜を増やしてもらったり、塩を減らしてもらうなど、アレンジをお願いできることもあります。

魚と野菜を食べられる和定食がベストですが、エネルギーを消費しやすい昼を選んで、そこで肉を食べるのもOK。その場合は、できるだけ脂の少ない部位、調理法の料理にしましょう（P66～69参照）。

これが平日ランチの基本

和定食を意識して選ぶと、主食・主菜・副菜がそろい、食物繊維の摂取量も増える。食べる順番は下記を参考に。

サケ　野菜の煮付け　ごはん　みそ汁

1 最初に副菜を食べる
野菜やきのこ、海藻などを使った副菜付きの定食を選び、最初に食べる。食物繊維を先にとることで、炭水化物の分解がゆるやかに。

2 汁物の具を食べる
みそ汁やスープなどは具だくさんのものを選び、食物繊維の摂取量を増やす。汁の塩分が濃いときは、飲み干さずに残す。

3 最後に主菜とごはんを食べる
副菜や汁物で食物繊維をとった後、主菜とごはんを食べる。満腹感から食べすぎ防止になり、血糖値の急上昇も防げる。

洋食やちょっとしたごちそうも、量や食べ方に気をつければOK

栄養バランスのことを考えると和定食が理想ですが、たまには洋食を食べたり、パーティや祝い事などでごちそうを食べるという機会もあるでしょう。

血糖値が高いからといって、そうした食事をあきらめることはありません。全体として食べる量を少なめにしたうえで、ソースやドレッシングのような後からかけるものを使わないようにしたり、デザートを残したりして栄養バランスに気を配れば、洋食もごちそうも十分楽しめます。

また、どのような食事であっても、先に野菜料理を食べておなかを満たしておけば、炭水化物のとりすぎを防ぐことができます。例えば寿司屋であれば、先にきゅうりとわかめの酢の物やもずく酢、サラダなどを食べてから握りを食べるようにしましょう。

エネルギー量を抑えて、おいしく食べる

寿司を食べたい

注意
つい何貫も食べて、エネルギー過多に

何貫まで食べるか先に決めておく
ごはんの量は店によって異なるが、1貫につき、だいたい20gほど。1食あたりの自分の適量が200gなら、「10貫まで」と決めて食べる。

脂ののったものは1～2貫までに
トロなど脂ののったものは高エネルギーだが、動脈硬化を防ぐEPAやDHAが豊富。アジ、サバなどと合わせて1～2貫は食べ、残りは低エネルギーのものに。

コース料理を食べたい

注意
高エネルギーになりがち

料理のソースはできるだけ残す
フレンチやイタリアンなどのコースは、料理に加え、それに使われているソースが高エネルギー。できるだけソースを残すようにして食べる。

最後のデザートはやめておく
コース料理をたまに食べる程度ならよいが、機会が多い人はエネルギー過多になりがち。デザートだけは残すなど、エネルギー量を抑える工夫を。

ファミレスで手軽に済ませたい

注意
油や塩分が多い

サラダのドレッシングは抜いてもらう
ドレッシングは油の分量が多く、高エネルギー。特に洋食は、料理全体に油が多く使われている。せめてサラダなどはドレッシング抜きを頼む。

ソースはかけないか、“つけて”食べる
料理そのものの塩分が濃いため、ソースをかけるとかなり高塩分に。できるだけかけずに食べるか、小皿に少量出して、つけて食べる。

ワンプレートや丼物は、おかずとセットに

丼物やめん類などは手軽ですが、炭水化物が多く、食物繊維やたんぱく質が不足しがちです。高血糖を予防・改善するには、サラダなどを足したり、具だくさんのものを選んで、栄養バランスを整えましょう。

1品料理は炭水化物に偏りがち。**野菜**や、**主菜になるおかず**をプラスする

丼物やめん類、ワンプレート料理といった手軽な料理でランチを済ませる、という人は多いですが、栄養の偏りが気になります。

ざるそばなどは炭水化物がほとんどですし、めん類とチャーハンのセットなども同じです。炭水化物のとりすぎは血糖値を上げるので、適量を守りましょう。そのうえで、野菜やきのこ、豆腐、海藻などを使った副菜を足せば、ビタミンやミネラル、たんぱく質、血糖値の上昇を抑える食物繊維を補えます。

食物繊維やたんぱく質を補う

ラーメンを食べるなら……

プラス ＋

サラダ

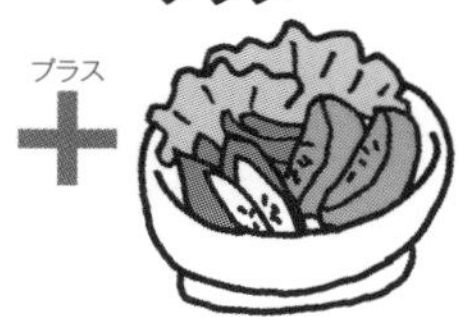

野菜炒め

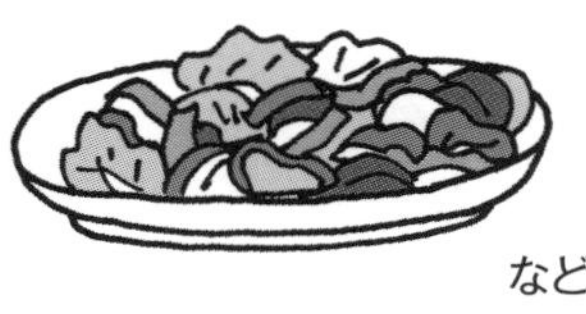

など

ラーメンにもやしやキャベツなどをトッピングしたり、野菜タンメンなど野菜がのっているものを選んでもOK。

NG! **＋チャーハン** 組み合わせがちだが、炭水化物同士なので避ける。

うどんを食べるなら……

プラス ＋

冷ややっこ

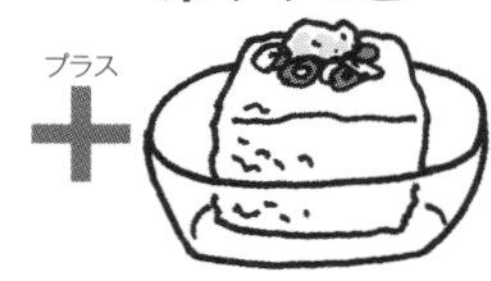

煮卵

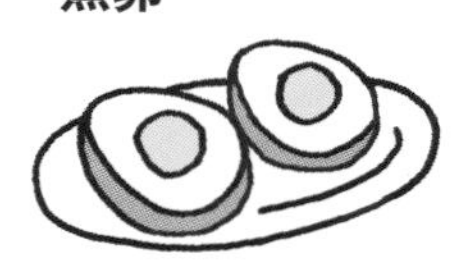

など

エビや野菜などの天ぷらやかき揚げをつけると、脂質のとりすぎになりがち。豆腐などの大豆製品や煮卵をつければ、たんぱく質を摂取できる。

NG! **＋いなり寿司** ごはんの炭水化物と油揚げの脂質で、エネルギー過多に。

できるだけ具だくさんのものを。ごはんやめんは少なめにするか、残す

1品料理でも、ソースや具を選ぶ

パスタなら……

クリームパスタ

よりも

トマトソースパスタ

生クリームを使ったクリームパスタより、トマトソースや和風ソースのほうが低エネルギー。具材は脂質の多いベーコンではなく、食物繊維がとれるきのこなどに。

カレーなら……

カツカレー

よりも

野菜カレー

カツカレーは肉を揚げているため、エネルギー量が高い。野菜カレーやシーフードカレーを選ぶ。ごはんの量が適量より多いときは、全部食べ切らずに残す。

うどん・そばなら……

きつねそば

よりも

けんちんそば

油揚げは良質のたんぱく質を含むが、揚げてあるためエネルギー量が高い。けんちんそばなどを選び、野菜の摂取量を増やしつつエネルギー量を抑える。

丼物なら……

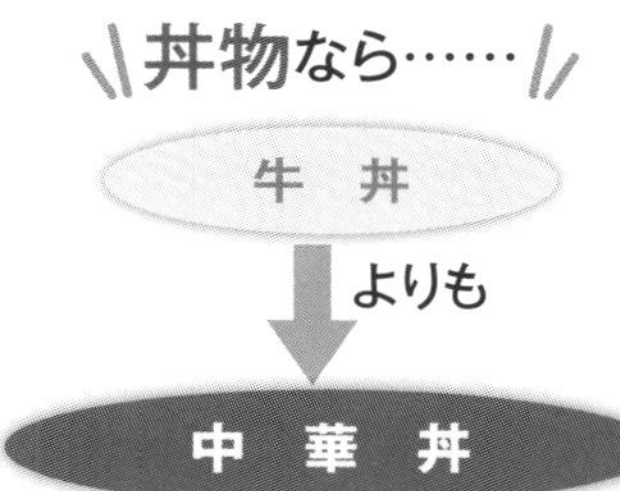

牛丼に使われるバラ肉は、脂肪が多く高エネルギー。同じ丼物なら、野菜を多く使った中華丼を選ぶ。たまご丼や、鶏のむね肉などを使った親子丼にしても。

店によっては、副菜になりそうな料理がないことも。その場合、1品料理の中でもできるだけ多くの具材が使われているものを選びましょう。

その具材も、トンカツや天ぷらなどの脂っこいものは避けて、青菜や根菜、きのこなど、食物繊維の豊富な食品を多く使ったものにします。肉は脂身や皮を残したり、揚げ物がある場合には、衣をはずすことでエネルギー量を抑えられます。

また、1品料理の場合、ごはんやめんの量が1食分の適量よりも多いことがあります。目分量でよいので、自分の適量よりも多い分は残しましょう（P44〜45参照）。めん類の場合は、汁も残してください。汁には多くの塩分が含まれているので、飲み干すと塩分のとりすぎになり、高血糖や高血圧、動脈硬化につながります。

特効ルール 食事

菓子パンはごはんと同じ。おかずと食べる

朝食や昼食、小腹がすいたときに菓子パンを食べる人は多いですが、意外と高エネルギーなので要注意。高血糖の人は避けたい食品の1つです。食べるなら、おかずといっしょに食べましょう。

肉料理に匹敵するほど高エネルギー。一度に何個も食べるのはやめる

菓子パンは、ものによっては肉料理並みに高エネルギーです。間食などで何個も食べると高血糖を引き起こすため、食べ方に注意が必要です。

食べるなら、1食としてとりましょう。ごはんの代わりと考え、サラダやゆで卵などのおかずと合わせます（左図参照）。食べる順番は、おかずが先で菓子パンが後。菓子パンが先だとおなかがふくらまず、何個も食べたくなりますが、サラダなど食物繊維の多いもので先におなかを満たせば、1個でも満足できます。

栄養価が低く、高エネルギー

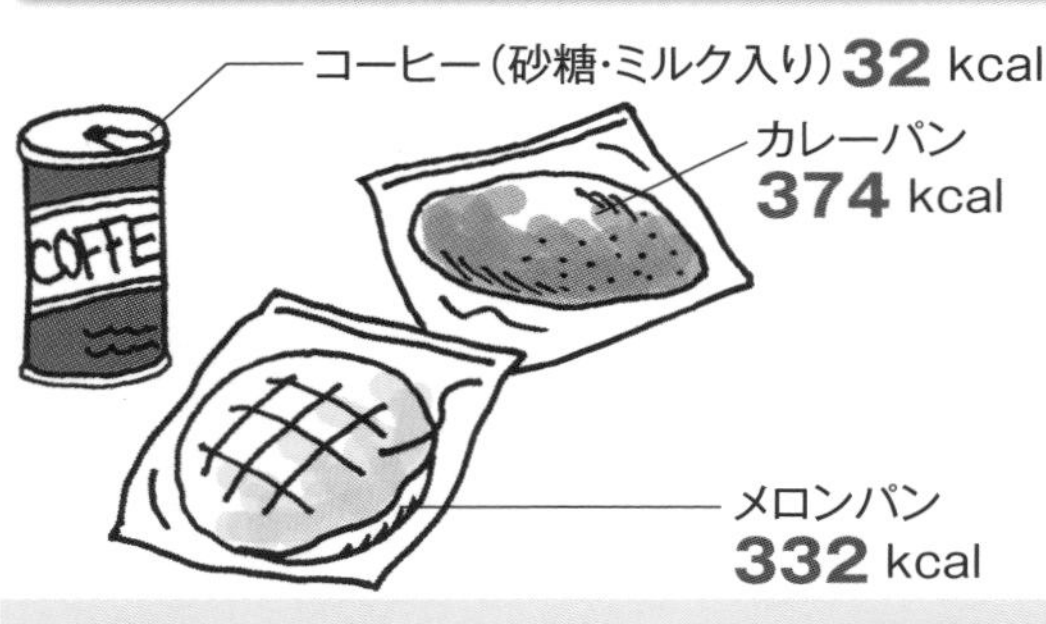

菓子パン2個 ＋ コーヒー1缶（砂糖・ミルク入り） ＝ 738kcal

＝

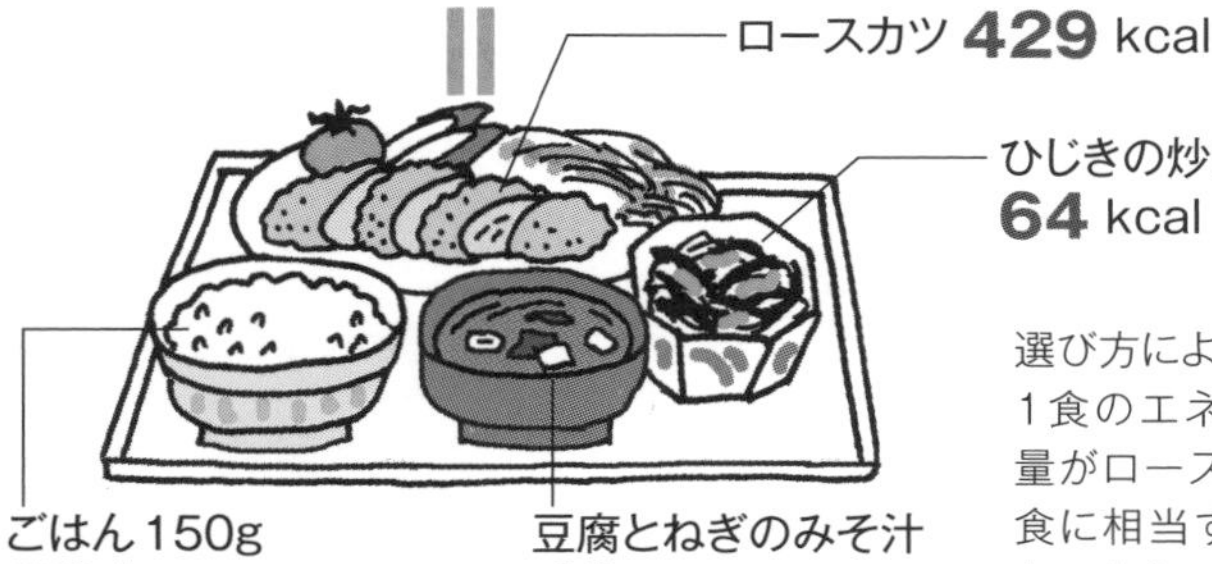

ロースカツ 429 kcal
ひじきの炒め煮 64 kcal
ごはん150g 234 kcal
豆腐とねぎのみそ汁 42 kcal

選び方によっては、1食のエネルギー量がロースカツ定食に相当することも。定食のほうが、明らかに満足度も栄養価も高い。

ロースカツ定食 ＝ 769 kcal

※P82～83の数値は「日本食品標準成分表2020年版（八訂）」、『最新改訂版腎臓病の人のためのひと目でよくわかる食品成分表』（Gakken）などを参考。

食べすぎや高血糖を防ぐため、おかずと合わせて"1食"としてとる

"ごはん"の代わりとして考える

低エネルギーのものを選ぶ

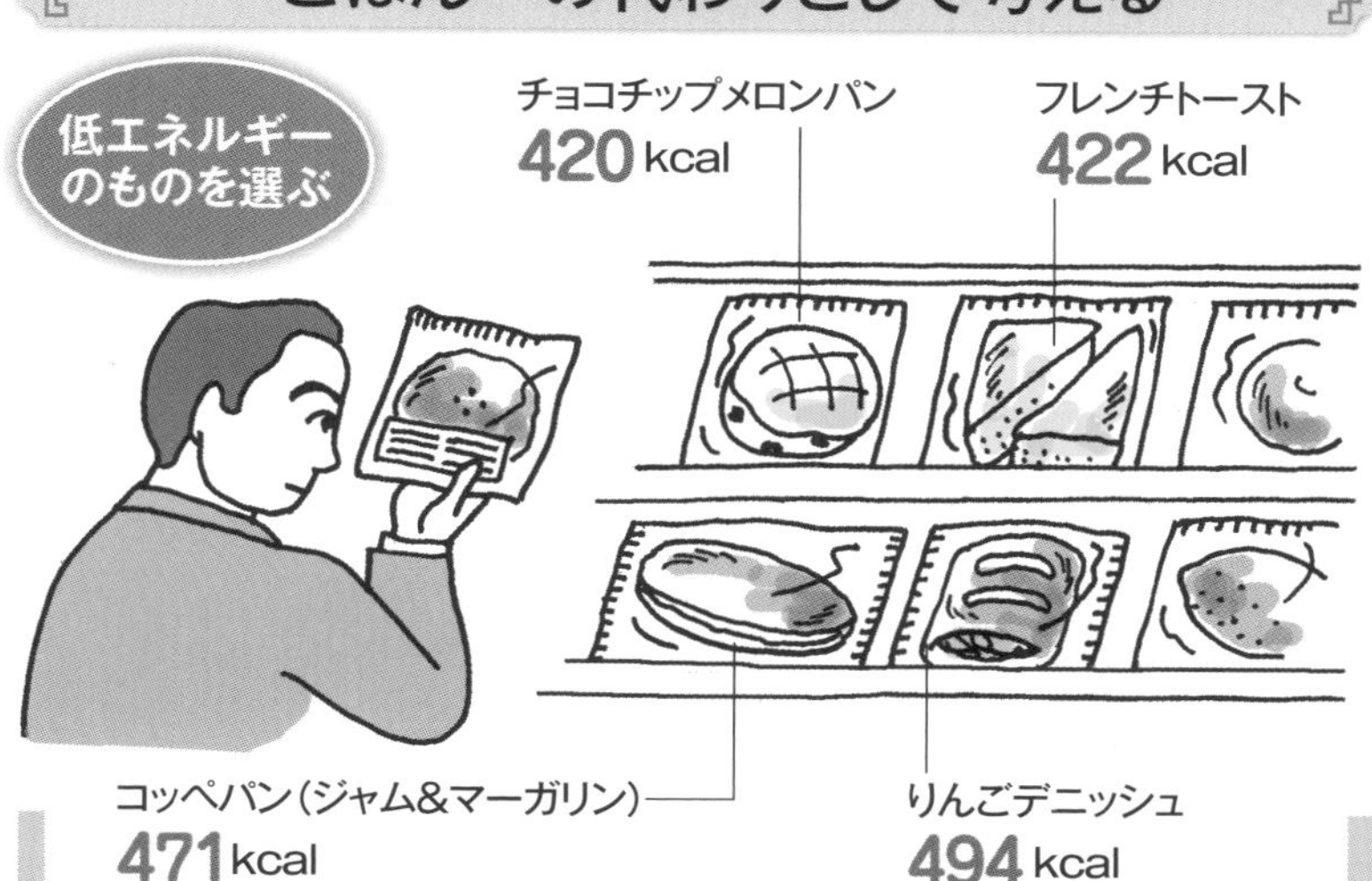

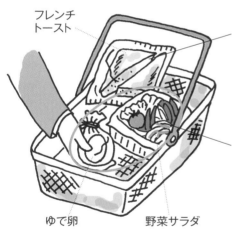

菓子パンは、できるだけエネルギー量の低いものを

買う前に栄養成分をチェックし、糖質オフのものや、エネルギー量の低いものを選ぶ。ごまや豆など、食物繊維を含む食品を使ったものを選ぶのもよい。

主菜や副菜となるおかずをいっしょに買う

菓子パンだけではなく、たんぱく質をとれる主菜、食物繊維がとれる野菜を使った副菜と合わせて買う。

おすすめのおかずをチェック

ゆで卵
食物繊維は含まないが、良質なたんぱく質が豊富。主菜としてとる。

魚肉ソーセージ
主菜になる。魚が主成分でウインナーより低脂質。手軽に食べられるのも◎。

野菜サラダ
副菜になる。食物繊維の供給源に。おひたしなどを選んでもよい。

おやつは週2～3回までに減らす

デザートやお菓子などの食べすぎは、糖質のとりすぎにつながり、血糖値を高くします。大事なのは〝適量〟を楽しむこと。自分がどれだけ間食しているかを自覚し、食べる量や回数を見直しましょう。

〝今どのくらい食べているのか〟をふり返り、まずは1日1回のお楽しみに

高血糖の人にとって、甘いものは大敵となりがちです。食べすぎると糖質のとりすぎにつながり、血糖値や中性脂肪値を上昇させ、糖尿病や肥満をまねくからです。でも、高血糖だからといって、食べてはいけないものはありません。甘いものも、重い糖尿病の場合を除き、完全にやめる必要はないのです。問題は食べる頻度と量です。

甘いものが好きな人の多くは、食後にはデザートを食べ、間食としてお菓子もつまむなど、1日に何度も口にしています。一度、食事日記をつけて自分がどれだけ食べているかを自覚し（P88～89参照）、まずは1日1回にするなど、減らす目標を立てていきましょう。

食べるなら脂質が少なく、低カロリーのものを選びます。一般的には、洋菓子よりも和菓子のほうが、脂質もエネルギー量も控えめです。

こんなに減らせる

生クリームやバターの使用量が少ないものを選ぶと、脂質が少なく、低エネルギーに。

ベイクドチーズケーキ 299 kcal → シュークリーム 223 kcal

76 kcalダウン

カスタードプリン 116 kcal → コーヒーゼリー 44 kcal

72 kcalダウン

大福もち 223 kcal → 水ようかん 168 kcal

55 kcalダウン

※数値は「日本食品標準成分表2020年版（八訂）」を参考。いずれも100g相当。

いつ食べたかを書いてチェック。最終的には、週2~3回まで減らす

食べたらすぐカレンダーにチェックする

STEP1 食べていい回数を決める

例　現在 毎日食べている
➡ 週4日（約半分）まで減らすことを目標にする

STEP2 カレンダーで食べた日をチェックする

日	月	火	水	木	金	土
1	2	3	4	5	6	7
8	9	10	11	12	13	14
						21

わかりやすく印をつける
いつ食べたのかがひと目でわかるよう、カレンダーの日付に印をつける。

チェックがたまったら、次は翌週の“お楽しみ”に
目標回数分を食べたら「次は来週のお楽しみにしよう」と考えて、がまん。次の週も、食べたら同じようにチェックをつけていく。

STEP3 慣れてきたら回数を減らす

今の目標回数をキープし、慣れてきたら回数を減らしていく。最終的には、週2～3回まで減らすことを目標とする。

目標を決めたら、食べた日はカレンダーに印を書き込みましょう。多くの人の場合、前日や今朝の食事の内容をすぐに思い出せなかったり、食べたもののことは意外と忘れてしまうものです。そこで大切なのが、しっかり〝書く〟ことです。今まで無意識につまんでいた間食を意識すれば、自然と食べる回数や量を減らせるようになるのです。

また、カレンダーなど目につきやすいところに印をつけると、今週はあと何回食べられるのかひと目でわかり、目標管理に役立ちます。まずは1日1回から始めて、慣れたら週に4～5回、最終的には週に2～3回まで減らしていきましょう。

特に血糖値の高い人は、1個食べていたものを半分に減らすなど、1回あたりの食べる量も減らすと、血糖コントロールがさらに安定します。

食後のコーヒーを無糖にするだけで減量に

食生活改善において、見落としがちなのが飲み物です。ジュースや清涼飲料水などを頻繁に飲むと、糖質もエネルギーもとりすぎに。飲み物は水やお茶など、糖質やエネルギーがないものにしましょう。

食間や食後の**コーヒーはブラック、紅茶はストレート**にする

血糖値を下げるには、食べ物だけでなく、飲み物にも気をつけます。例えば、清涼飲料水やスポーツドリンクは、糖質が多くて血糖値を上げやすく、高エネルギーです。また、健康のためにと野菜ジュースや果物ジュースを飲む人もいますが、これらにも糖質が多く含まれていたり、無糖でもエネルギー量が高めです。

1日の摂取エネルギー量を守るためには、飲み物から余分なエネルギー量をとらないようにしたいので、水やお茶など〝0kcal〟のものを飲む習慣をつけましょう。ふだんジュースをよく飲んでいる人は、それだけでも血糖値の改善が期待できます。

食後のコーヒーや紅茶は、ブラックやストレートで。砂糖はもちろん、牛乳やクリームにも少量とはいえエネルギー量があります。ペットボトルや缶入りのものは、成分表示を見て0kcalかどうか確認しましょう。

少量でもたまっていく

コーヒー150mℓの場合

ミルク ＋ 砂糖
＝ ×1杯……32 kcal

1日5杯飲むと……

×5杯……160 kcal
＝
ごはん茶碗
軽く1杯（100g）…156 kcal

1週間で……

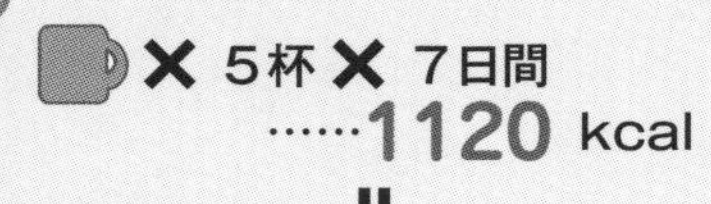

×5杯×7日間
……1120 kcal
＝
定食約2食分のエネルギー量に

コーヒーも紅茶も、砂糖やミルク入りのものは少量だがエネルギー量がある。1日に何杯も飲めば、トータルで高エネルギーに。

※数値は「日本食品標準成分表2020年版（八訂）」より算出。

水分補給として飲むなら、水かお茶。カフェインのないものが◎

"ペットボトル症候群"に気をつける

清涼飲料水で大量に糖質をとる

血糖値が上昇する

尿量が増え、のどが渇く

高血糖をまねき、糖尿病のリスクを高める

清涼飲料水に含まれる糖質は、体内への吸収が早く、1日に何本も飲むと高血糖を引き起こす原因に。すると尿量が増えてのどが渇き、また清涼飲料水を飲みたくなるという悪循環に陥る。

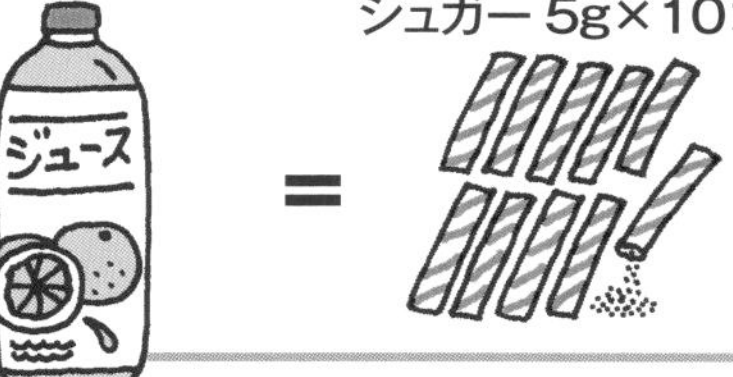

1本で多量の砂糖を含む

清涼飲料水には、平均して容量の約10%の糖質が含まれる。500mℓのペットボトルに換算すると、1本5gのスティックシュガー約10本分に。

高血糖の人はのどが渇きやすくなりますが、水分補給が十分でないと脱水症状を起こし、さらに血糖値が高くなってしまいます。脱水を防ぐには、のどの渇きを感じる前に、こまめに水分をとることが大切です。

水分補給として飲むのは、水かお茶にしましょう。清涼飲料水を大量に飲むと、血糖値が急上昇する「ペットボトル症候群」を起こしやすくなるので注意してください（上記参照）。また、緑茶は食後に飲むのはかまいませんが、利尿作用のあるカフェインを含むので、水分補給にはあまり向いていません。お茶は麦茶やほうじ茶など、カフェインを含まないものにします。

水分補給の目安は、1日1.5～2ℓ程度です。入浴の前後、就寝前と起床後にコップ1杯の水を飲む習慣をつけましょう。

特効ルール

今日食べたものを書き出してみる

食生活改善には、自分の食事のどこに問題があるのかを知ることが大切です。そのためには、食べたものをすべて書き出す「食事日記」をつけるとよいでしょう。問題点がわかれば、改善策も見えてきます。

なぜその時間に食べたのか、**記録するだけ**で食べすぎ防止に

血糖値を正常に戻すには、食生活の改善が欠かせません。しかし、自分の食生活のどこに高血糖をまねく原因があるのか、自覚している人は少ないものです。そこで、食生活の問題点を探るため、手帳などに「食事日記」をつけてみましょう。

食事日記には、その日に食べたものや飲んだものを全部書き出します。その際、**「時間」と「量」を必ず書く**ことがポイントです。

時間を記録することで、本当にその時間に食べる必要があったのかどうかの見直しができます。特に、食事の時間が不規則になっている人は、1食あたりの量が増えたり、つい間食をしたりして、結果的に食べすぎていることに気づくはずです。

量は、食べすぎているかどうかの判断材料になります。「ごはん2杯」などおおよその量を書いておけば、何を減らせばよいのかわかります。

改善策を見つけよう

ケース1

「昼食を13時にとった。
ごはんを大盛り2杯も食べた」

なぜ?

朝食を抜いてしまい、おなかがすいていたため

改善

**朝食をとるようにすれば、
昼食のドカ食いを防げる**

ケース2

「夕方16時にメロンパン、
18時にあんパンを食べた」

なぜ?

夕食まで時間があり、
小腹がすいていたため

改善

**間食は1回まで。
腹もちのよいおにぎりなどに**

お菓子やジュースなど、**嗜好品は赤色**で。とりすぎていたら、回数を減らす

赤色が多いのは“とりすぎ”のサイン

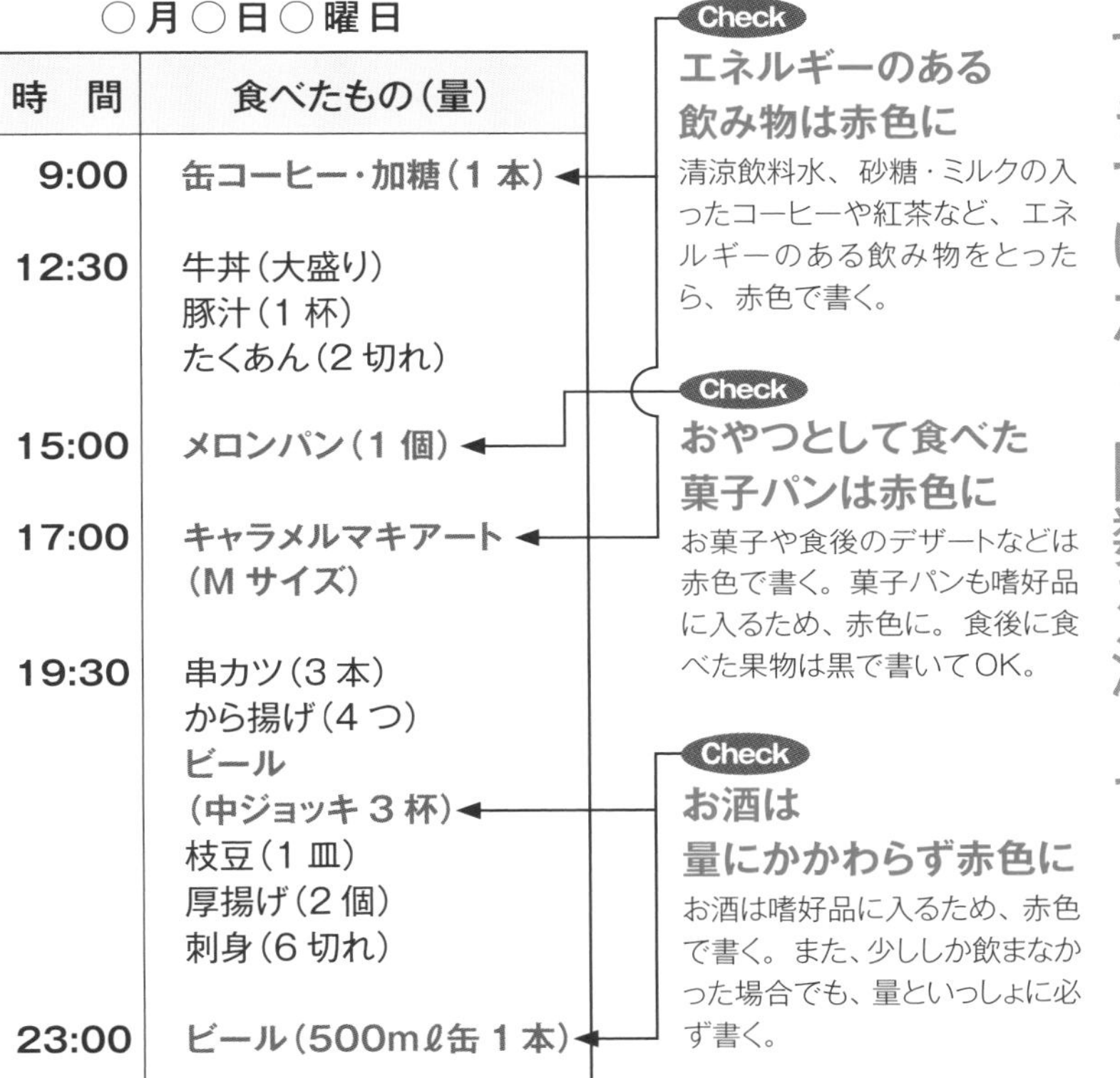

○月○日○曜日
時間
食べたもの（量）
9:00
缶コーヒー・加糖（1本）
12:30
牛丼（大盛り）
豚汁（1杯）
たくあん（2切れ）
15:00
メロンパン（1個）
17:00
キャラメルマキアート
（Mサイズ）
19:30
串カツ（3本）
から揚げ（4つ）
ビール
（中ジョッキ3杯）
枝豆（1皿）
厚揚げ（2個）
刺身（6切れ）
23:00
ビール（500mℓ缶1本）
Check
エネルギーのある
飲み物は赤色に
清涼飲料水、砂糖・ミルクの入ったコーヒーや紅茶など、エネルギーのある飲み物をとったら、赤色で書く。
Check
おやつとして食べた
菓子パンは赤色に
お菓子や食後のデザートなどは赤色で書く。菓子パンも嗜好品に入るため、赤色に。食後に食べた果物は黒で書いてOK。
Check
お酒は
量にかかわらず赤色に
お酒は嗜好品に入るため、赤色で書く。また、少ししか飲まなかった場合でも、量といっしょに必ず書く。

もう1つのポイントは、**嗜好品**（しこうひん）**を赤ペンで書く**ことです。

嗜好品とは、菓子・スナック類、菓子パン、ジュースやカフェオレなどエネルギーのある飲み物、お酒などです。乳製品は体に必要な栄養素を含むので、食事として食べる場合は食事に含みますが、間食として食べた場合には嗜好品として考えます。**赤色で区別することで、エネルギーのとりすぎをチェック**できます。日記を見たときに赤色が多ければ多いほど、余計なものをたくさん食べていることになるからです。同時に、摂取エネルギー量を減らすには赤色の食品を控えめにすればよいこともわかります。

嗜好品は〝楽しみ〟としてたまに食べるならOKですが（P84〜85参照）、毎日や毎食は多すぎです。適量を守るようにしましょう。

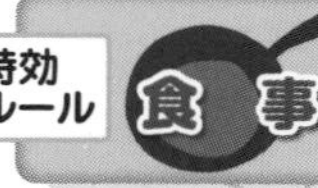

〝食べていい量〟をざっくりと知っておく

高血糖をまねく最大の原因は、食べすぎです。1日に必要なエネルギー量は年齢や体格、活動量によって異なるので、自分にとって適切なエネルギー量を知り、それを超えないようにしましょう。

座りっぱなしの人は少なめに、動き回っている人は多めに食べてOK

食事でとるエネルギー量が多すぎると、高血糖や肥満をまねきます。一方で、エネルギー量が少なすぎても体によくありません。健康的に血糖値を調節するには、エネルギーをちょうどよくとることが大切です。

1日に食べてよい量は、年齢や、ふだんどのくらい動き回っているかを表す「身体活動レベル」によって異なります。下記の「1日に必要なエネルギー量」を目安に、1日に食べる量を知っておいて、それを超えないよう意識して食べましょう。

1日に食べてよい量をチェック

身体活動レベルの目安

低い	仕事はデスクワークが中心。日常生活の大部分において、座って安静にしている時間が長い。
ふつう	デスクワークのほか、立った状態での作業や接客なども行う。また、通勤で歩いたり、家事や軽いスポーツなどを行う。
高い	移動したり、立った状態で行う仕事が多い。日常生活においても、ふだんからスポーツなどを習慣にしている。

1日に必要なエネルギー量の目安（kcal）

男女／年齢	男性			女性		
身体活動レベル	低い	ふつう	高い	低い	ふつう	高い
18～29歳	2300	2650	3050	1700	2000	2300
30～49歳	2300	2700	3050	1750	2050	2350
50～64歳	2200	2600	2950	1650	1950	2250
65～74歳	2050	2400	2750	1550	1850	2100

妊娠中は摂取量が増える

初期 …… ＋50kcal
中期 …… ＋250kcal
後期 …… ＋450kcal

参考：「日本人の食事摂取基準2020年版」（厚生労働省）

肥満気味の人は“目標体重”を意識して食べると、食べすぎ防止&ダイエットに

今の体重ではなく、目標体重に合わせる

STEP1 BMI で肥満度をチェック

P24の計算式でBMIを割り出す
▶ BMI＝25以上で**肥満**と診断

STEP2 身長に見合う、目標体重を割り出す

身長（m）×身長（m）×22 ＝ 目標体重（kg）

日本人では、BMIが22のときが一番長寿であるとされていたが、65歳以上は一定の幅があることがわかり22～25を用いることになった。

STEP3 目標体重をキープするための1日のエネルギー量を割り出す

目標体重（kg） ×30～35（kcal） ＝ **適正摂取エネルギー量**（kcal）

体重1kgあたりに必要なエネルギー量。身体活動レベルが低い人は30をかける。肥満の状態により、医師の指示で25~30をかけ、減量を目指す場合も。

目標体重をキープするために必要とされる、1日の理想的なエネルギー量。

参考：『糖尿病診療ガイドライン2019』（日本糖尿病学会）

右図の「1日に必要なエネルギー量」は、標準的な体格をもとに設定されています。そのため、肥満のある人がこれを目安に食べると、食べすぎになってしまいます。

“最近体重が増えてきた”“ちょっと肥満気味かも”という人は、「目標体重」に合ったエネルギー量を知っておきましょう。これを目安に食べれば、自然と食べすぎを予防でき、ダイエットにもつながります。

自分が肥満であるかどうかは、BMIを計算するとわかります。肥満がある場合は、今の身長から目標体重を割り出して、自分にぴったりの「適正摂取エネルギー量」を導き出します（上記参照）。

エネルギー量を3等分すれば、1食の目安量がわかります。外食が多い人の場合、目安量を覚えておくと、メニュー選びに役立ちます。

〝食品交換表〟を目安に栄養バランスアップ

1日に食べてよい量がわかったら、次は内容を意識してみましょう。糖尿病の食事療法で使われている「食品交換表」の考え方を覚えれば、簡単に栄養バランスのよい食事をとることができます。

主食、主菜、副菜の3ポイントで、栄養バランスを整える

1日に食べてよい量を守りながら栄養バランスをよくするには、「食品交換表*」を使うとよいでしょう。食品交換表とは、一般の糖尿病の患者さんに向けて、糖尿病の食事療法をわかりやすく伝えるために考案されたもの。食品を表1〜6までの6群に分類し、80kcalを「1単位」として摂取エネルギー量を計算します。

ポイントは、主食となる表1・主菜となる表3・副菜となる表6の食品を毎食組み合わせること。これだけでも、栄養バランスが整います。

毎食とりたい3点

1 炭水化物を多く含む食品（表1）

ごはんやパンなど主食にあたる。全身のエネルギーとなるブドウ糖の供給源。脂質はほとんど含まない。

例：穀物、いも、炭水化物の多い野菜と種実、豆（大豆を除く）

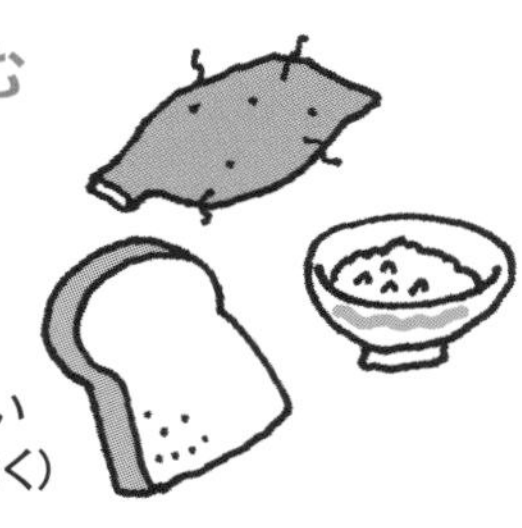

2 たんぱく質を多く含む食品（表3）

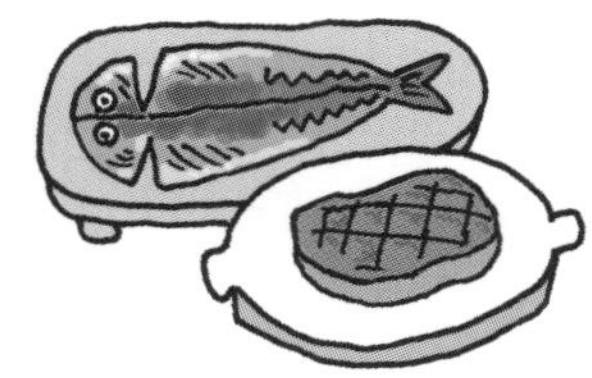

魚や肉など主菜にあたり、筋肉や臓器の材料となる。脂質も含み、特に魚や大豆製品の植物性油脂には血液をサラサラにする効果が。

例：魚介、大豆とその製品、卵、チーズ、肉

3 ビタミン・ミネラルを多く含む食品（表6）

緑黄色野菜など副菜にあたる。ビタミンやミネラルは体の調子を整える。食物繊維を含むものが多く、血糖値の上昇を抑える。

例：野菜（炭水化物の多い一部の野菜を除く）、海藻、きのこ、こんにゃく

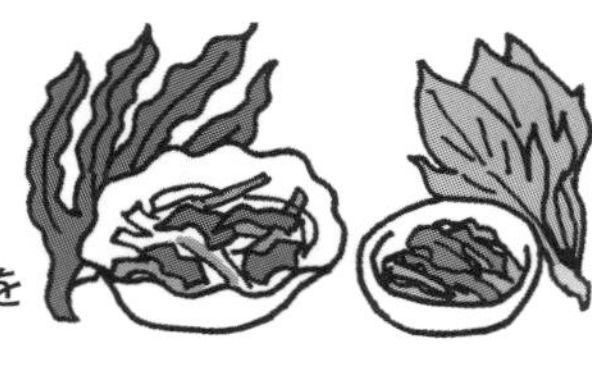

*日本糖尿病学会編・著「糖尿病食事療法のための食品交換表　第7版」日本糖尿病協会／文光堂、2013（2019年現在）

“和定食”をイメージすれば簡単。コツをつかんで栄養管理を楽にする

和定食を意識すると、自然とバランスがよくなる

例 1食約530 kcal（約6.5単位）とりたい人の食事例

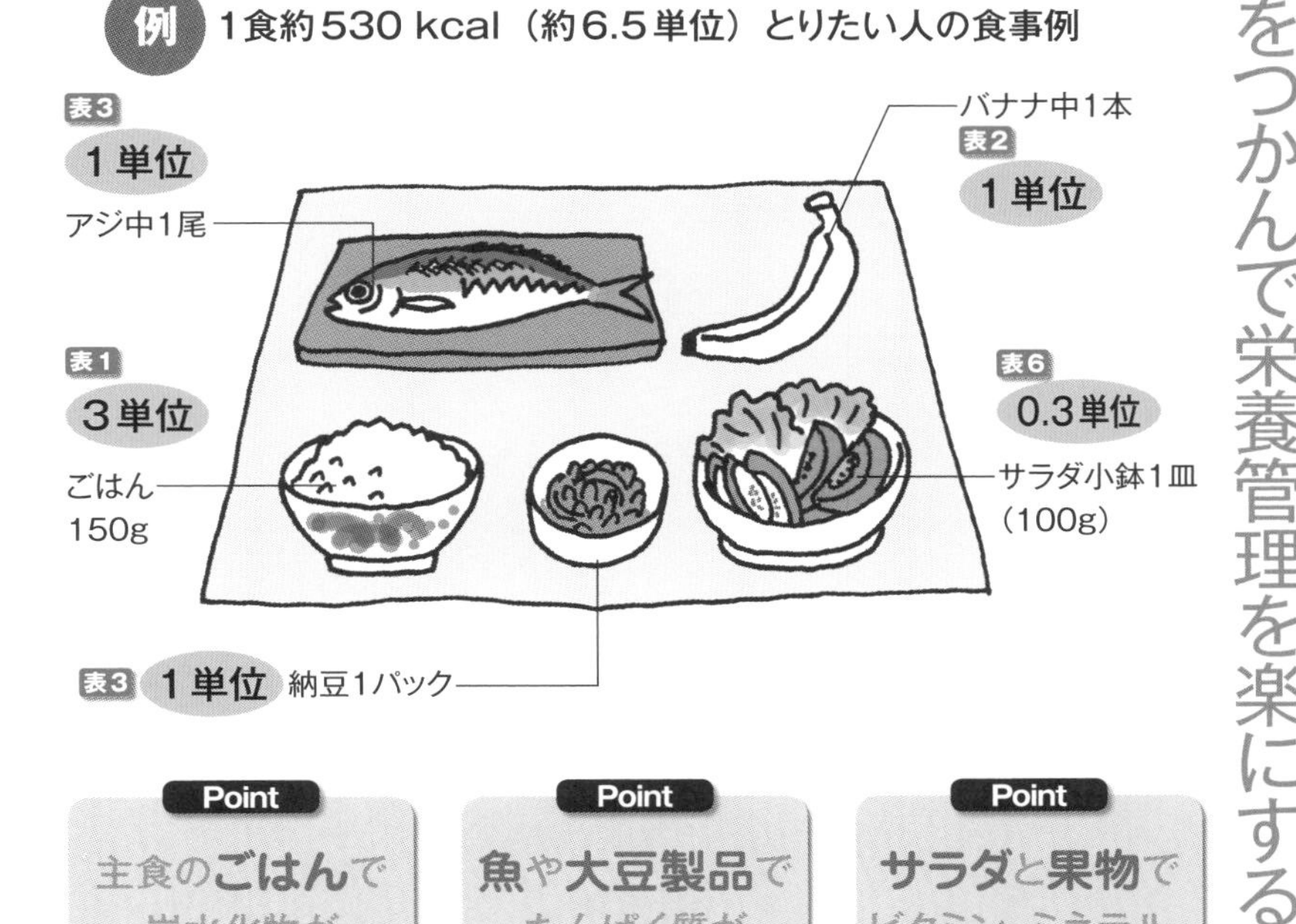

Point	Point	Point
主食のごはんで炭水化物がとれる	魚や大豆製品でたんぱく質がとれる	サラダと果物でビタミン・ミネラル・食物繊維がとれる

▶表1 ～ 表6 の食品群や単位について、詳しい使い方は P94 ～ 95 へ

“食品群や単位”と聞くと難しそうに感じるかもしれませんが、次のポイントを押さえれば簡単です。

【ポイント1】「1単位＝80kcal」とは、だいたいその食品の1食分に相当します。例えば、卵なら1個、バナナなら1本、納豆なら1パック、魚なら1切れです。魚や肉は、手のひらサイズが1単位の目安です。

【ポイント2】1回の食事で、半分は表1（ごはん・パンなど）から、残りは表3（肉・魚・卵・大豆製品など）と表6（野菜・きのこ・海藻など）を中心に組み合わせます。

【ポイント3】もっと簡単にするなら、和定食を意識します。和定食は主食・主菜・副菜の組み合わせですが、【1】【2】を実践すると、このような形になります（上記参照）。

コツさえつかめば、栄養管理がうんと楽にできるようになります。

参考：日本糖尿病学会編・著　糖尿病食事療法のための食品交換表　第7版、P12-13、38、45、51、58、78、日本糖尿病協会／文光堂、2013（2019年現在）

Aさんの場合

食品交換表の使い方を、Aさんの例をもとに解説します。一度覚えてしまえば、外食でも家でも、栄養管理がぐっと楽になります。

STEP1 表1～6までのグループのうち、表1・3・6をだいたい覚える

表1 穀物、いも、炭水化物の多い野菜と種実、豆（大豆を除く）

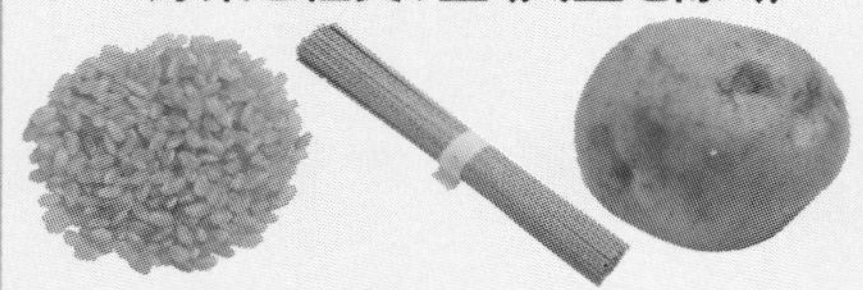

1単位……ごはん50g／食パン1斤6枚切りの約1/2枚／うどん1/3玉／じゃがいも中1個　など

表2 果物

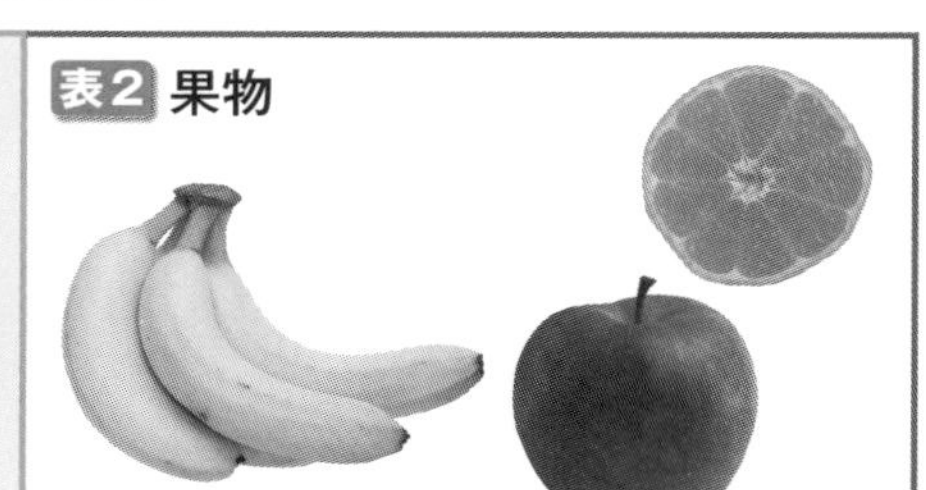

1単位……バナナ中1本／りんご中1/2個／みかん中2個／もも大1個　など

表3 魚介、大豆とその製品、卵、チーズ、肉

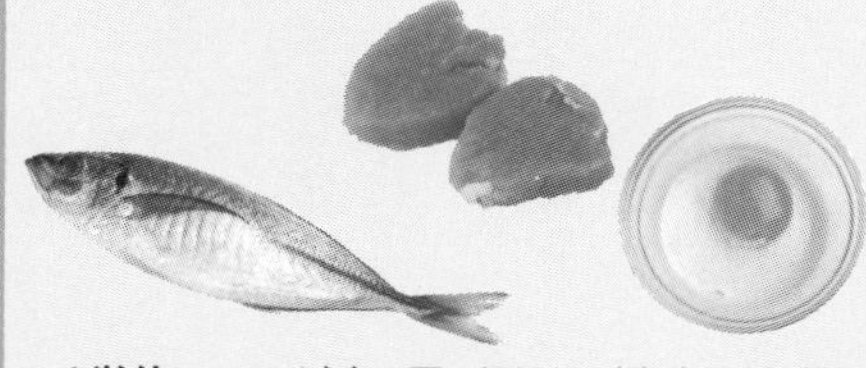

1単位……アジ中1尾／豚ヒレ（脂身を除く）60g／鶏卵1個／納豆40g　など

表4 牛乳と乳製品（チーズを除く）

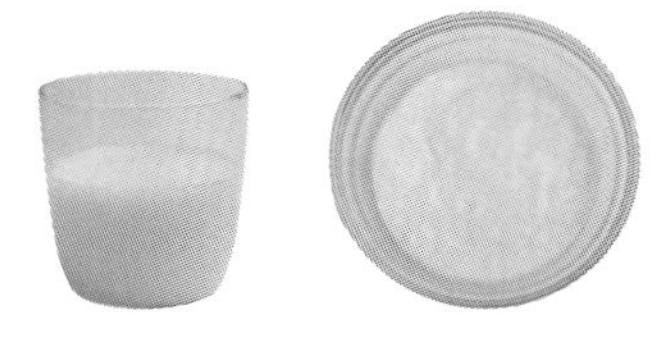

1単位……普通牛乳120mℓ／全脂無糖ヨーグルト120g　など

表5 油脂、多脂性食品

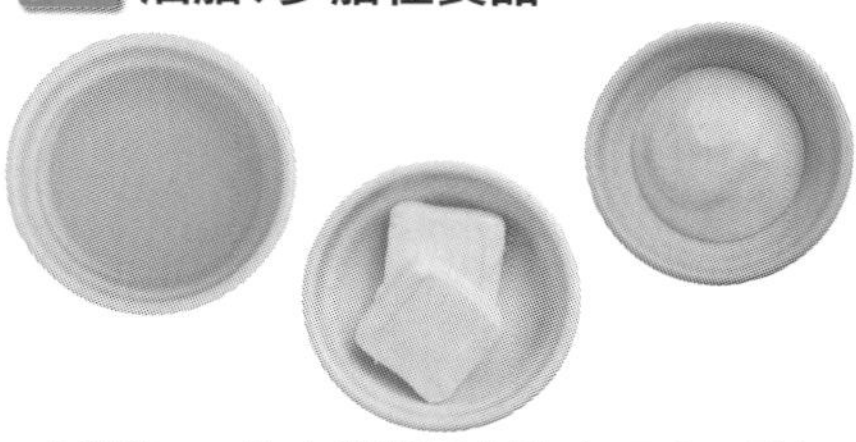

1単位……油大さじ軽く1杯／マヨネーズ大さじ軽く1杯／バター10g　など

表6 野菜（炭水化物の多い一部の野菜を除く）、海藻、きのこ、こんにゃく

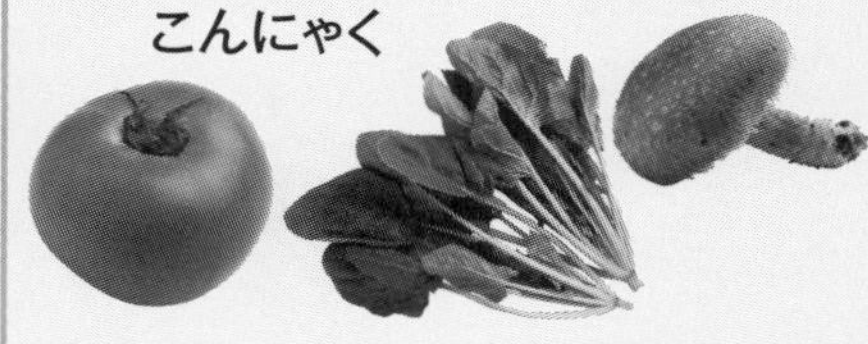

1単位……合わせて300g（野菜の例：トマト、ほうれん草、大根、白菜　など）

□ は毎食、それ以外は3食のどこかでとる

参考：日本糖尿病学会編・著　糖尿病食事療法のための食品交換表　第7版、P12-13、38-39、44-45、50-55、58-59、62-63、68、72、78、80、82、日本糖尿病協会／文光堂、2013（2019年現在）

食品交換表でバランス上手!

1日1800kcal とりたい、

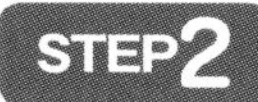

STEP2 1日分の食事が何単位かを割り出す ←

1800kcal÷80kcal（1単位）＝**22.5単位**

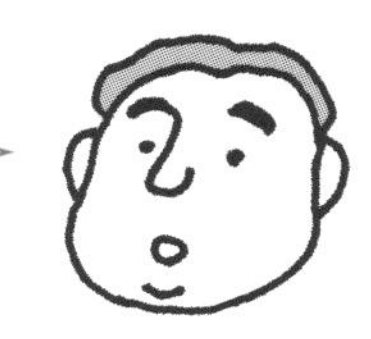

3食で22.5単位とればいいのか

STEP3 3等分し、1食あたりの単位を割り出す

22.5単位÷3＝**7.5単位**

1食で7.5単位……。
だいたい7～8単位とればいいかな

STEP4 半分を主食、残り半分をおかずからとる

ごはん4単位　＋　おかず3.5単位

ごはん2杯（200g）と、
おかずを3～4品食べればOK

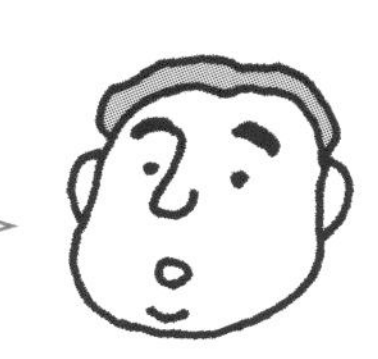

おかずには表3と表6を必ず
とればいいから……

合計**7.3**単位

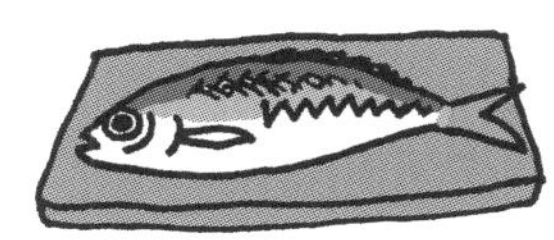

表3 1単位 アジ中1尾

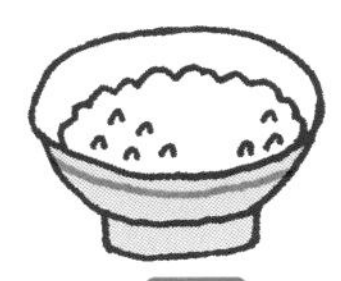

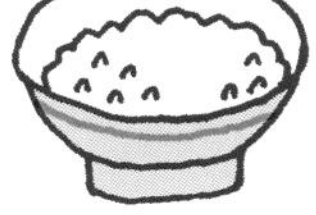

表1 4単位 ごはん100g×2杯

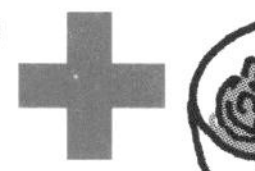

表3 1単位 納豆1パック

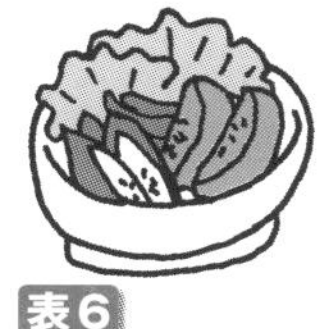

表6 0.3単位 サラダ小鉢1皿（100g）

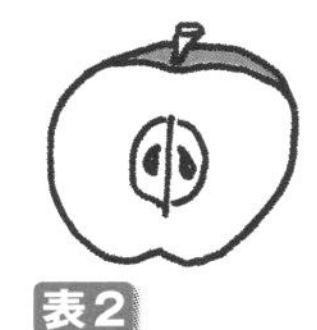

表2 1単位 りんご 中1/2個

不足した 表4 と 表5 は、ほかの食事でとるようにする。
表1 表3 表6 は、朝・昼・夜で毎食ほぼ均等にとる。

朝食を食べる時間を決めて、高血糖を防ぐ

〝1日3食規則正しく〟という食生活の基本は、血糖値をよくするためにも重要です。まずは、朝食をとるクセをつけ、夕食には血糖値を上げやすい食品を控えるなど、食事内容を見直していきましょう。

食後高血糖をまねきやすい〝朝食抜き〟は、今すぐやめよう

〝忙しいから〟〝食欲がないから〟と朝食を食べない人は多いですが、朝食を抜くことは、糖尿病予備軍や糖尿病の人にとって大きな問題となります。朝食を抜くと、おなかがすいて昼食を食べすぎてしまい、食後に血糖値が大きく上がって、食後高血糖を起こすのです。

朝食抜きの影響は、生活パターンによっても異なります。働いている人の場合は、朝食を抜くと昼食の量が増えるうえ、夜は帰宅後の遅い時間帯にしっかり食べるため、胃もたれがして朝は食欲がわかない、という悪循環に。主婦の場合は、朝は家族の朝食やお弁当の用意に忙しく、自分の朝食は後回しになりがちです。遅い朝食と夕食の1日2食になり、日中や夕食後にはお菓子をつまむという人が多くみられます。

こうした食生活は高血糖や肥満をまねくので、見直しが必要です。

血糖値の変化の違い

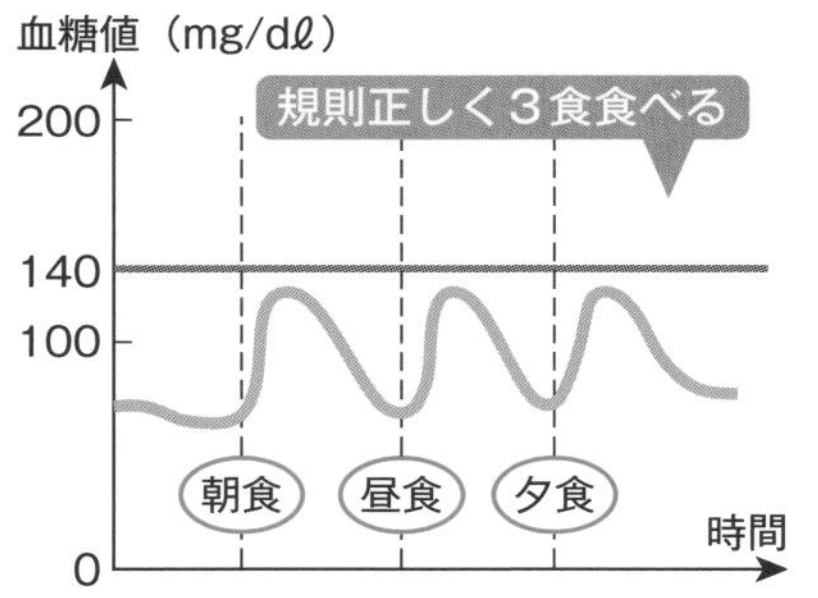

食事と食事の間隔を規則正しくあけることで、血糖値の変動リズムが良好に。

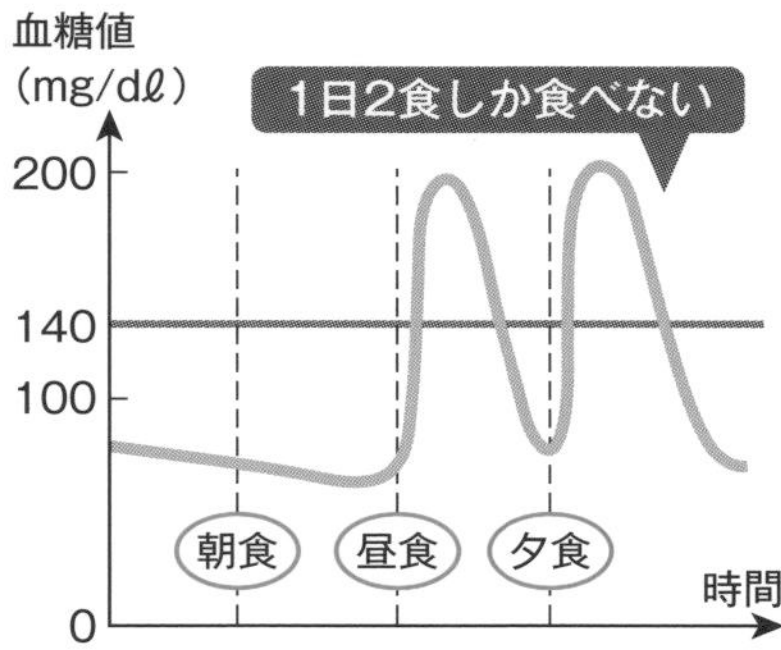

1食に多く食べすぎたり、食事の間隔があきすぎて糖の吸収が高まるため、食後の血糖値が急激に上がる。

食事の〝時間〟をだいたい決める。果物や揚げ物は夜ではなく、朝か昼に

できる範囲で“食べる時間”を調節する

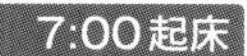

	○		×
朝食	6:30起床 朝7時に朝食を食べるため、30分だけ早起きする	←	7:00起床 出社ギリギリに起きて、朝食をとらずに家を出る
昼食	12:00 昼休憩の間に昼食をとる。できるだけ野菜と果物がつく定食を選ぶ	←	13:30 コンビニ弁当を買っておいて、仕事の合間に食べる
間食	15:00 帰りが遅くなる日は、おにぎりを1個など、軽めの間食をとる	←	16:00 小腹がすいて、菓子パンを食べる
夕食	21:00 できるだけ21時までに食べる。魚料理や、脂身の少ない肉料理に	←	22:00 帰って早速、ビールにから揚げ。食後のデザートまでしっかり食べる

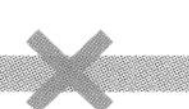

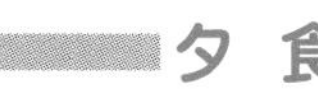

現代はスケジュールに合わせて食事をとる傾向があり、その結果、不規則な食生活の人が増えています。改善するコツは〝食事の時間〟を決めること。これを意識するだけで、高血糖の改善に役立ちます。

まずは、朝食を食べる時間を決めましょう。朝起きられない人は、いつもより10分早起きすることから始めてもかまいません。朝にコンビニのおにぎり1個や、卵かけごはん1杯でも食べられれば、昼食の食べすぎ予防になり、食後高血糖を防げます。昼と夜も「なるべく○時にとる」と決め、それを意識して食べるだけでも食事のリズムが整います。

また、果物は貴重なビタミン源ですが、糖質が多いため、エネルギーを消費しやすい朝か昼に食べるのがおすすめです。揚げ物なども血糖値を上げるので、夜は控えましょう。

“うっかり食べすぎ”をすぐに挽回するコツ

「気をつけていたのに、つい食べすぎてしまった……」そんなときは気持ちを切り替え、翌日からの食事で調整すれば大丈夫。それが、無理なく食生活改善を長続きさせるコツです。

「今日はお楽しみの日」と割り切り、満喫することもたまにはOK

食生活改善に真面目に取り組んでいても、つい食べすぎてしまうことはあります。そんなとき、罪悪感を持つのはよくありません。食べすぎたときには「今日は月に1回のお楽しみの日だ」と割り切り、翌日からのバランスに気を配りましょう。

ただし、極端に節制すると、血糖値に悪影響が及ぶことがあります。栄養バランスを保ちつつ調節することが大切です。

高血糖や糖尿病の人の中には、食事療法に対する考え方がストレスになり、やけ食いに走ってしまう人もいます。「好きなものが食べられない」と考えると苦痛ですから、「おいしいものを、ちょうどよく食べよう」と発想を変えてみてください。

“食べ物の味を楽しむ美食家”になれば、ストレスなく食事を満喫でき、食事療法を続けやすくなります。

極端な節制は厳禁

食べすぎてしまった

OK	NG!
次の日の食事は野菜中心に	次の日の朝食を抜く
いつもより10分だけ長く歩く	いつもより運動量を倍に
↓	↓
血糖値の状態がよくなる	高血糖や低血糖の原因に

無理な食事制限や運動は、低血糖（P38参照）の原因となったり、逆に高血糖をまねくことも。適度に調節することが大切。

食事の〝前〟か〝後〟で食べすぎた分の帳尻を合わせる

食事内容を変えたり、無理のない運動を行う

ケース1

結婚式に招待された。披露宴のコース料理は残したくないなぁ……

前日や翌日の食事は“こってり”を避け、脂肪分の少ないものに

予定がわかっているなら、前日の食事から調節を。コース料理は高エネルギー・高脂質なので、前日と翌日は魚や大豆製品を中心に、低エネルギー・低脂質な食事に。

ケース2

残業でどうしてもおなかがすいて、帰りに大盛りラーメンを食べてしまった

家までひと駅分、電車やバスを使わず歩いて帰る

夜遅くに高エネルギーなものを食べたら、運動量を増やして調節。帰りに1つ先の駅やバス停まで歩いたり、家からひと駅手前で降りて、歩いて帰るなど実践しやすい工夫を。

ケース3

職場の歓送会で、つい飲みすぎてしまった……

数日間は“休肝日”にし、お酒を控える

適量を超えて飲みすぎたら、翌日から2～3日間は“飲まない日”を設けて、肝臓を休ませる。飲み会が連日する場合は、「昨日は飲みすぎたから、今日は乾杯だけ」と周りに宣言するなど、お酒をセーブする工夫を。

ケース4

小腹がすいて、菓子パンやおやつをいくつも食べてしまった……

翌週のおやつは果物や乳製品を組み合わせる

甘いものを食べすぎたときは、翌週のおやつは1日の食事量の範囲内で果物や無糖ヨーグルトを組み合わせる。ひと口大にカットした果物を冷凍してアイス風にするなど、ちょっとした工夫で満足感をアップしては。

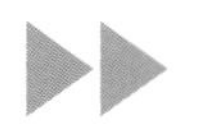

食べすぎてしまう原因をチェックして、同じことを繰り返さないように意識&対策を!

1週間でも、インスリンの働きはよくなる

血糖値をコントロールするには、食生活改善とともに運動が欠かせません。短期間でも運動を続けると、インスリンの働きがよくなります。立っているだけ、歩くだけでも効果は期待できます。

たった1回の運動だけでも血糖値が低下する

高血糖の原因の1つに「脂肪筋」があります。脂肪筋とは、脂質のとりすぎや運動不足により、筋肉の細胞に余分な脂肪がたまった状態のこと。インスリンの働きを低下させるため、血糖値が上がります。

血糖値をコントロールするには、脂肪筋を減らしてインスリンの働きをよくすることが必要です。そのためには〝運動〟が特に効果的です。

たった1回の運動でも、血糖値はよくなります。運動といっても、ふだんの生活の中でできることで十分です。テレビは立って見る、駅では階段を使うなど、立つ時間や歩く時間を増やしてみましょう。例えば、体重60kgの人が30分のテレビ番組を立って見るだけで、約50kcalのエネルギーを消費できます。毎日行うことで足腰の筋肉が鍛えられ、脂肪筋が減り、インスリンの働きがよくなれば血糖値改善につながります。

運動不足と血糖値上昇

食べすぎや飲みすぎ、運動不足が続く

↓

筋肉の細胞に脂肪が蓄積する（脂肪筋）

↓

筋肉でのインスリンの働きが低下する

↓

血液から筋肉へのブドウ糖の取り込み率が低下する

↓

食後の血糖値が下がりにくくなる

生活習慣の乱れが続くと脂肪筋になりやすい。特に2型糖尿病患者の多くは、脂肪筋によってインスリンの働きが低下している。

1週間程度の運動でも、筋肉にたまった脂肪が減り、インスリンの働きを改善！

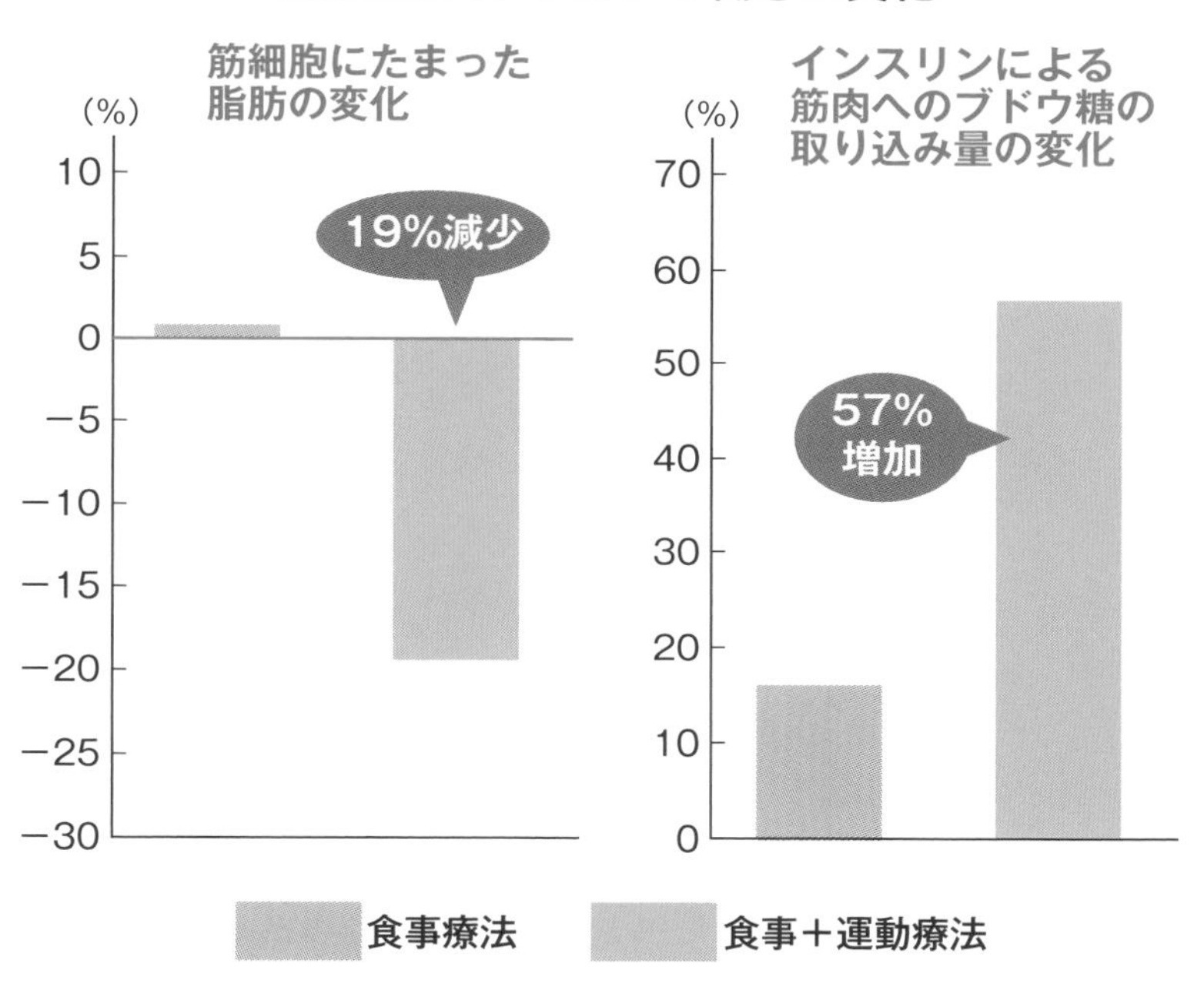

（参考：Tamura, Y. et al. J Clin Endocrinol Metab, 2005:90;3191-3196）

運動は長期間続けなければ意味がないと思われがちですが、1週間程度の短期間から効果が表れます。

食事療法だけを10日間行った人と食事・運動療法を10日間行った人で、筋肉の細胞にたまった脂肪の状態とインスリンの働きによる筋肉へのブドウ糖の取り込み率の変化を調べてみました。その結果、食事療法のみに比べ、運動も加えると筋細胞の脂肪量が約2割多く減り、インスリンの働きが2倍以上高まって血糖値が改善されたのです（上記参照）。

この結果から、血糖値改善には食事と運動の両方を見直すことが大事だとわかります。そして、運動を長く続けられなくても、短期間でも繰り返し行えば、インスリンの働きがよくなり、高血糖の改善につながるのです。続かないからとあきらめず、何度でも取り組んでいきましょう。

特効ルール　運動

テレビを立って見るだけで、脂肪を消費

血糖値改善には運動が不可欠、といっても、無理にジョギングなどを始める必要はありません。〝立っているだけ〟でよいのです。日常生活の中で、立っている時間を増やす工夫をしましょう。

立っている時間を増やすだけでエネルギーを消費できる

〝忙しくて運動なんて無理だ〟という人は多いですが、わざわざ運動の時間をつくる必要はありません。日常生活の中で、**立っている時間を増やすだけでも運動になる**のです。

アメリカの研究では、立ったり動いている時間が2時間多い人は、その間座っている人と比べてNEAT（ニート）（日常生活での何気ない動作によるエネルギー消費量）が1日約350kcalも多いことがわかっています。立っている時間を増やすだけなら、多忙な人でも簡単にできるはずです。

立っている時間を増やすことの効果

ふだんの生活において

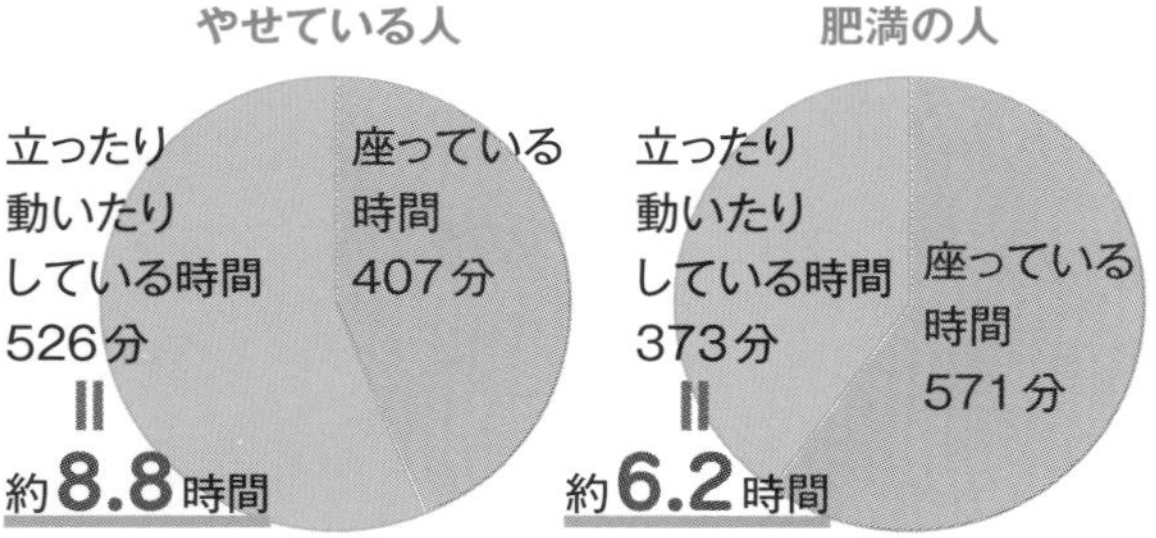

	やせている人	肥満の人
立ったり動いたりしている時間	526分＝約8.8時間	373分＝約6.2時間
座っている時間	407分	571分

▶座っている時間より立っている時間が2時間長い人のほうが、

日々の何気ない動作によって消費されるエネルギー（NEAT）が約350kcal多く、その結果、やせている。

(参考:Ravussin E. A NEAT Way to Control Weight?-Science. 2005;307:530-531)

たったこれだけでNEATは増やせる!

- 背筋を伸ばして立つ
- 階段を使う
- 立って電話する
- 足踏みする
- よく噛んで食べる
- 立ってテレビを見る

など

食後のテレビ観賞は立ったままで。食後の血糖値を早くもとに戻す

家の中で立っている時間を増やす

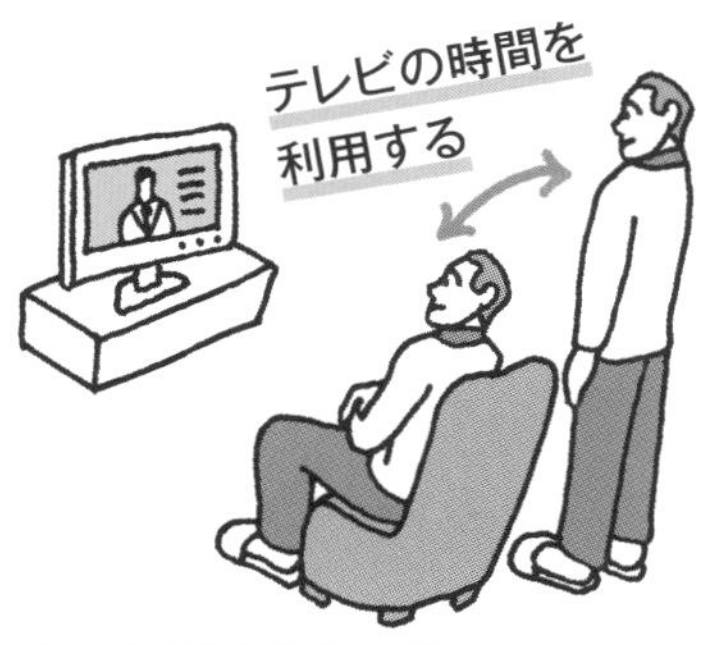
テレビの時間を
利用する

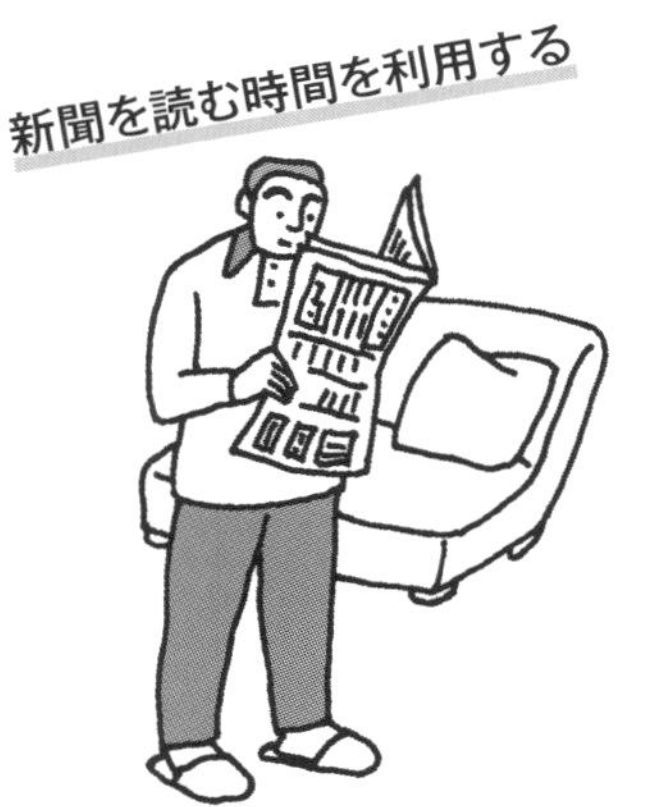
新聞を読む時間を利用する

立ったまま見る・読む、疲れたら座る、を繰り返す

テレビを見るときや新聞を読むときは、立ったままに。足が疲れてきたら、座ったり歩き回ったりを繰り返せば、活動量が増え、脂肪筋の解消につながる。

目標
1日1時間半

皿洗いや掃除機かけなどもうまく活用して

ふだん家事はやらないという人は、皿洗いや掃除機かけなど、積極的に家事に参加しよう。立っている時間を増やせるうえ、部屋もきれいになり一石二鳥に。

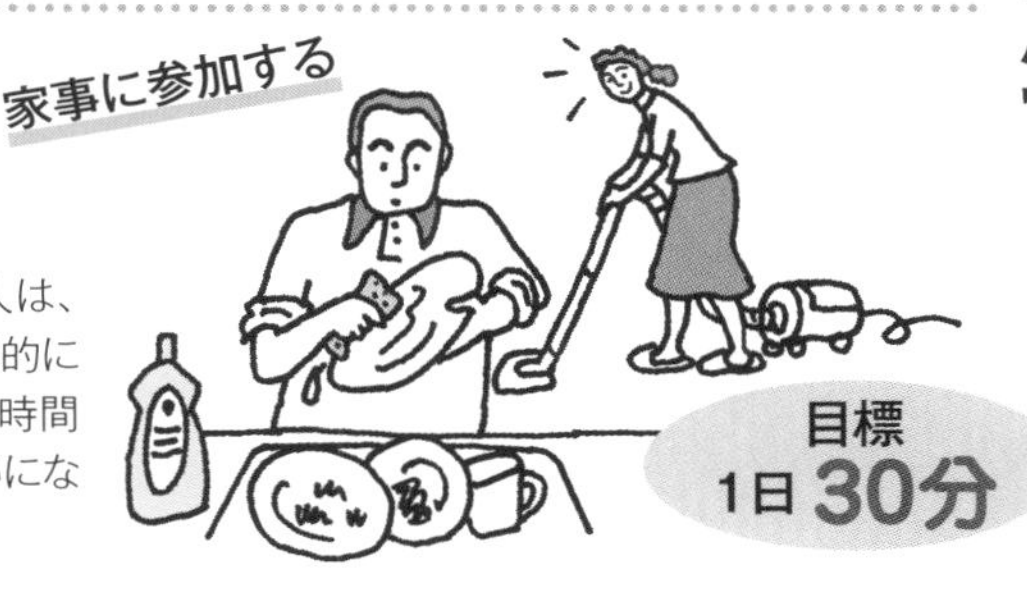
家事に参加する

目標
1日30分

立っている姿勢は足腰に体重がかかるため、座っている姿勢に比べてエネルギー消費量が高くなります（P100参照）。下半身の筋力も鍛えられるので、脚力低下の予防・改善にもつながります。

立つことは日常のさまざまなシーンで実践できますが、特に重要なのは食後です。食後、特に1～3時間後の身体活動には、食後の血糖値を早く低下させる効果があるからです。

食後に座ったり、寝転がってテレビを見ているなら、その時間は立ちましょう。食後に皿洗いをするのもよいですし、電話や歯磨きの時間を立つ時間にあてるのもおすすめです。

具体的には、立っている時間を毎日2時間増やすだけで、インスリンの働きは3割ほどアップします。疲れたら座る、を繰り返しながら、立つ時間をのばしていきましょう。

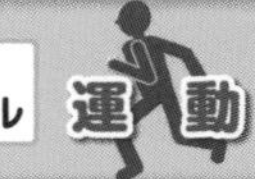

仕事中も立ち時間を増やして高血糖を防ぐ

働き盛りの世代に高血糖や糖尿病の人が増えていますが、勤務中に座っている時間が長いようであれば、できる範囲で立つ時間をつくってみましょう。意識すれば、思いのほかできるものです。

長時間座りっぱなしになっていないか、自分の仕事環境をふり返る

職場でデスクワークが中心の人は、何時間もいすに座りっぱなしになってしまうことも。立ち上がるのはトイレと会議室への移動、昼食時くらいで、仕事が忙しくて運動する暇なんてない、という人もめずらしくありません。

けれども、そうした人でも、意識を変えれば運動量を増やすことができます。〝仕事中〟に立っている時間を増やすのです。

近年、欧米のIT企業では、スタンディングデスク（立ったままで作業を行える机）の導入が広まっています。これも〝座りっぱなしの状態が健康に悪影響を及ぼす〟ことが注目され、立つことの健康効果が証明されてきている一例だといえます。

自分の仕事環境をふり返ってみて、可能な範囲で立つ時間をつくったり、座りながら運動量を増やす工夫をしてみましょう。

ちょっとのコツで脂肪燃焼

デスクワーク中心で座りっぱなしの時間が長い人でも、運動量を増やす機会は十分にある。見逃しがちなチャンスは以下の3点。

Point
コピーやファックスはすべて部下に任せきり
➡自分から進んで取りに行く

Point
社内での連絡は、メールや内線で済ませている
➡相手の席まで行って話す

Point
パソコン作業をするときは、つい猫背になってしまう
➡背筋を伸ばして座る
➡腹筋に力を込める

消費エネルギーが増え、脂肪燃焼につながる

プレゼンではできるだけ**歩き回る。**通勤電車では**立って**脂肪を燃やす

できることから仕事環境を改善する

仕事中の工夫

立って行える仕事はできるだけ歩き回る

ふだんデスクワークが中心になりがちな人は、せめてプレゼンでは歩き回る、できれば電話中は立つなど、立って行える仕事は率先して立つようにする。

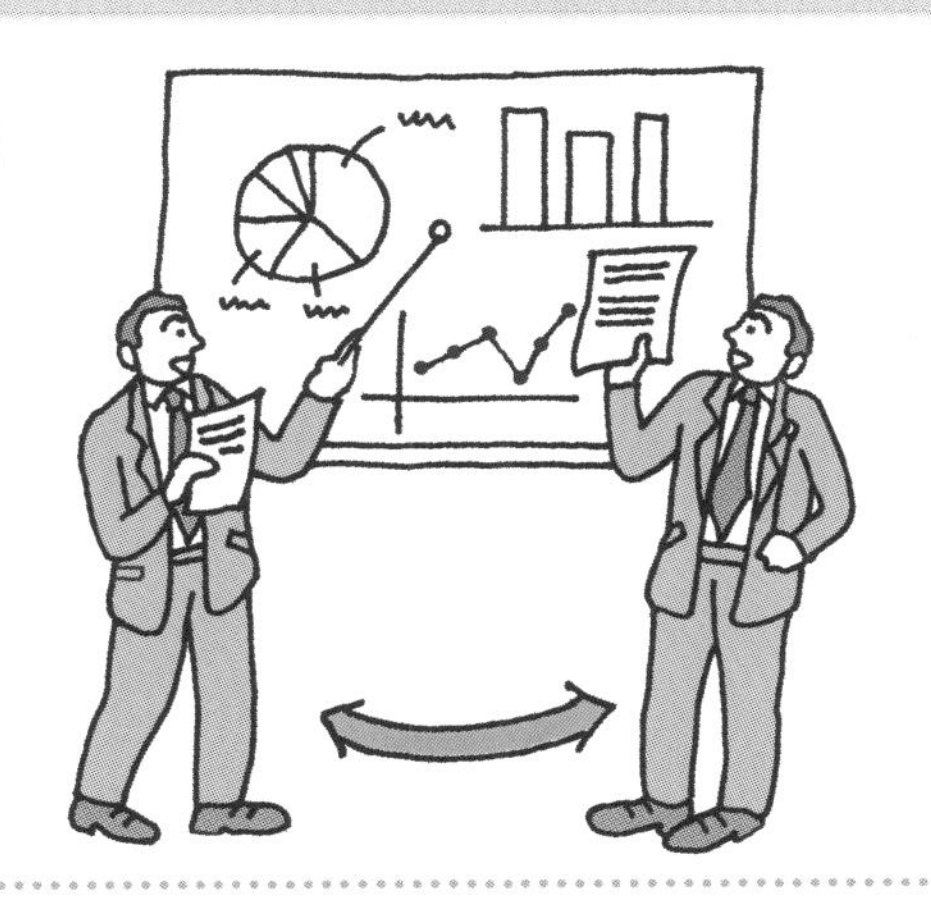

通勤時の工夫

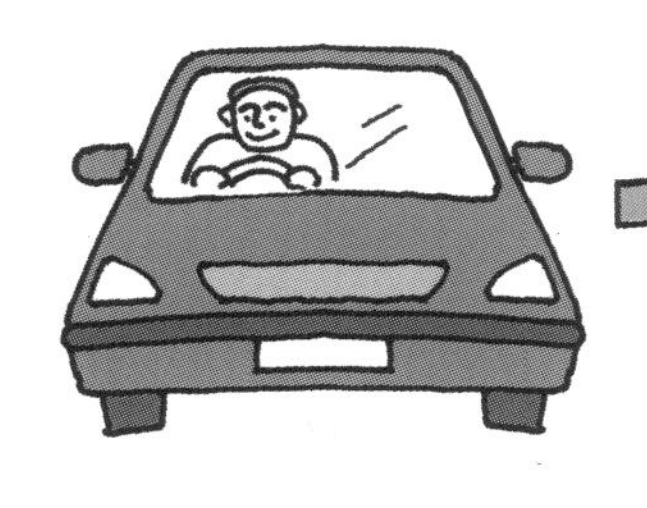

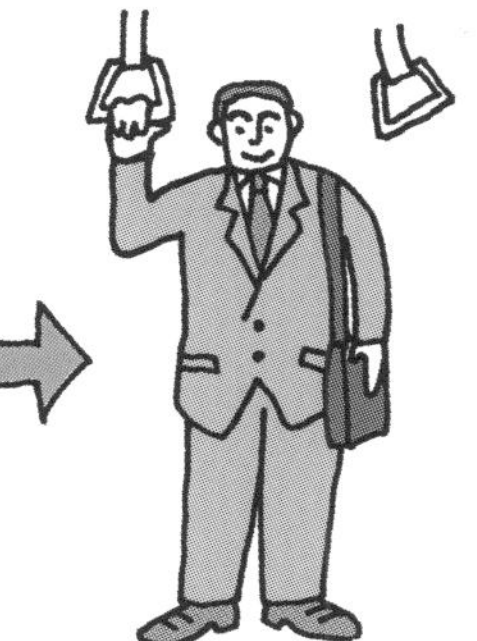

車通勤より電車通勤にし、座らない

家から会社まで車移動という人は、歩行時間が少なくなりがち。できれば電車通勤に替え、電車の中では座らずに立つなど、運動量を増やす工夫を。

スタンディングデスクを導入する、とまではいかなくても、仕事中にできるだけこまめに立つようにすれば、運動量を増やせます。周囲に迷惑にならないのであれば、電話をするときは立って話すと決めるのもよい方法です。

営業や外回りの人も、移動時に車を使っていると、実際にはあまり運動になっていません。近場なら歩いて行ったり、自転車を使ったり、遠ければ電車を利用するなどすれば、運動量を増やせます。

また、座りっぱなしで疲れてきたとき、立ち上がって伸びをすると疲れがやわらぎます。これは、体を動かすことに、筋肉のリラックスやストレス解消効果があるためです。血糖値を改善しつつ、仕事にしっかり集中するためにも、立つ時間を増やしましょう。

すき間時間で手軽に歩数アップ&肥満改善

高血糖を改善するためには、日常生活での運動量を増やすことが大切です。移動手段を見直したり、ちょっとした時間を見つけて〝歩く〟ようにすれば、消費エネルギーをぐっと増やすことができます。

ちょっとのコツで**歩数を増やして脂肪を消費**し、インスリンの働きをよくする

〝立つだけ〟に次いで簡単にできる運動は、歩くことです。

出勤や仕事での移動など、自分の生活パターンをふり返ってみましょう。意外と歩いていないということはありませんか？　歩く時間を増やすだけで、エネルギー消費や脂肪筋の改善につながります。どんなに忙しい人でも、5分や10分ずつなら歩ける時間が見つかるはず。電車や信号の待ち時間でも、工夫次第で歩数を増やせます。1日30分を目標に、歩行時間を確保しましょう。

1日の中で、歩く時間を増やす

7:00 家を出る
8:00 出社
12:00 昼食
13:00 外回りへ
17:00 帰社
20:00 退社
21:00 帰宅

Check
電車の待ち時間は駅のホームを端から端まで歩く。

Check
社内での移動は階段を使う。

Check
ランチは近場より、会社から離れたお店まで歩く。

Check
仕事での移動は電車と徒歩。信号待ち中は足踏みをする。

Check
帰りの電車やバスはひと駅分歩く。

徒歩による移動時間を増やす

注目したいのは移動時間。車よりは電車を使う、昼食は遠い店まで歩いて行くなど、無理のない範囲で歩く時間を増やす。

エスカレーターより階段を使い、コンビニは1軒先へ。無理なく運動量アップ

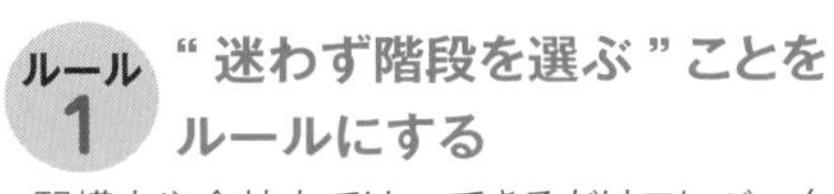

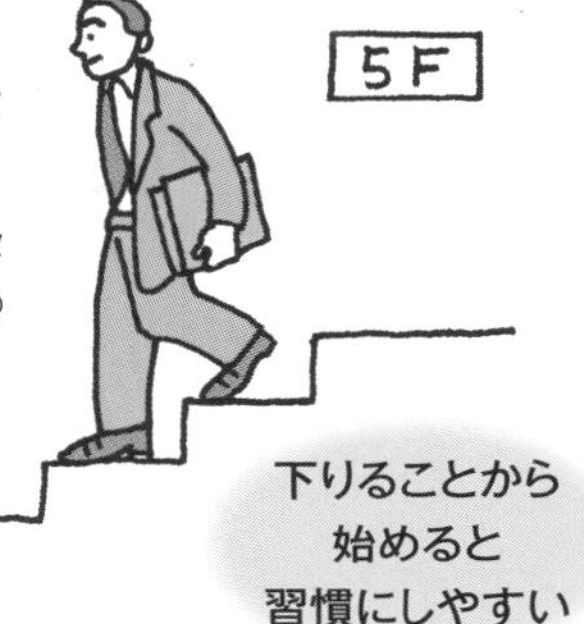
5F
下りることから始めると習慣にしやすい

ルール1　“迷わず階段を選ぶ”ことをルールにする

駅構内や会社内では、できるだけエレベーターやエスカレーターは使わず、階段を使うようにする。まずは下りることから始めるとよい。

コンビニB
コンビニA
会社

ルール2　コンビニやスーパーは1軒先まで行く

ふだん利用するコンビニやスーパー、飲食店などは、1軒先のお店を使うようにする。頻繁に通うところを遠くにすることで、自然と歩数を増やせる。

ルール3　少し“寄り道”をするのも◎

出かけるとき、「あそこも寄っていこう」と目的地まであえて遠回りをすれば、歩く時間を増やせる。電車やバスを使う場合は、ひと駅手前で降りるのもよい。

車ではなく、歩いて行くこと

すき間時間が見つかったら、もうひと工夫して、運動量をより増やしてみましょう。例えば、駅で電車を乗り換えるときには、ついエスカレーターやエレベーターを使いがちですが、できるだけ階段を利用するようにします。デパートなどでも同様です。階段の上り下りは、筋肉量を増やしてインスリンの働きをよくする効果も高く、おすすめです。

　買い物に行くのであれば、いちばん近い店ではなく、少し足をのばして遠くの店に行ってみるのもよいでしょう。

　また、遠くへ外出するときには、車ではなく電車を利用すると、歩く距離をのばせます。車で出かけるのであれば、駐車場の中でも遠い場所に車を停めるのもよい方法です。

　生活で無理なく運動量を増やして、血糖値を改善していきましょう。

特効ルール 運動

しっかり体をほぐすと、血行がよくなる

時間にゆとりのある人や、しっかり運動をしてみたいという人は、ウォーキングや筋トレなどの運動を始めてみましょう。安全に行うため、必ず事前に医師のチェックを受け、運動前は準備運動を忘れずに。

時間がとれる人は、ウォーキングなどの運動を。**脚のストレッチ**は必ず行う

生活の中で、立ったり歩く時間を増やすだけでも血糖値改善につながります（P102～107参照）。さらにしっかり体を動かしたいという人は、ウォーキングや筋肉トレーニング（筋トレ）などの運動を始めてみるのもおすすめです。その際、ストレッチを忘れずに行いましょう。

基本的に、ウォーキングでも筋トレでも、使う脚の筋肉は必ずほぐします。筋肉がほぐれるとケガの予防になるうえ、全身の血行がよくなり、運動効果がさらにアップします。脂肪燃焼や血糖値の改善につながるほか、高血圧や冷え症の予防・改善にも効果があります。

運動の前と後に行う

ストレッチの効果がアップする5つのポイント

1. ゆっくり呼吸しながら
2. 20～30秒ほどかけて伸ばす
3. 痛みを感じない程度に
4. 筋肉が伸びているのを意識する
5. 反動をつけたり、押さえつけない

ふくらはぎを伸ばす

足を前後に開き、前脚の膝（ひざ）を軽く曲げ、後ろ脚のふくらはぎを伸ばして20～30秒キープ。左右交互に行う。

参考：「健康づくりのための運動指針2006」（厚生労働省）

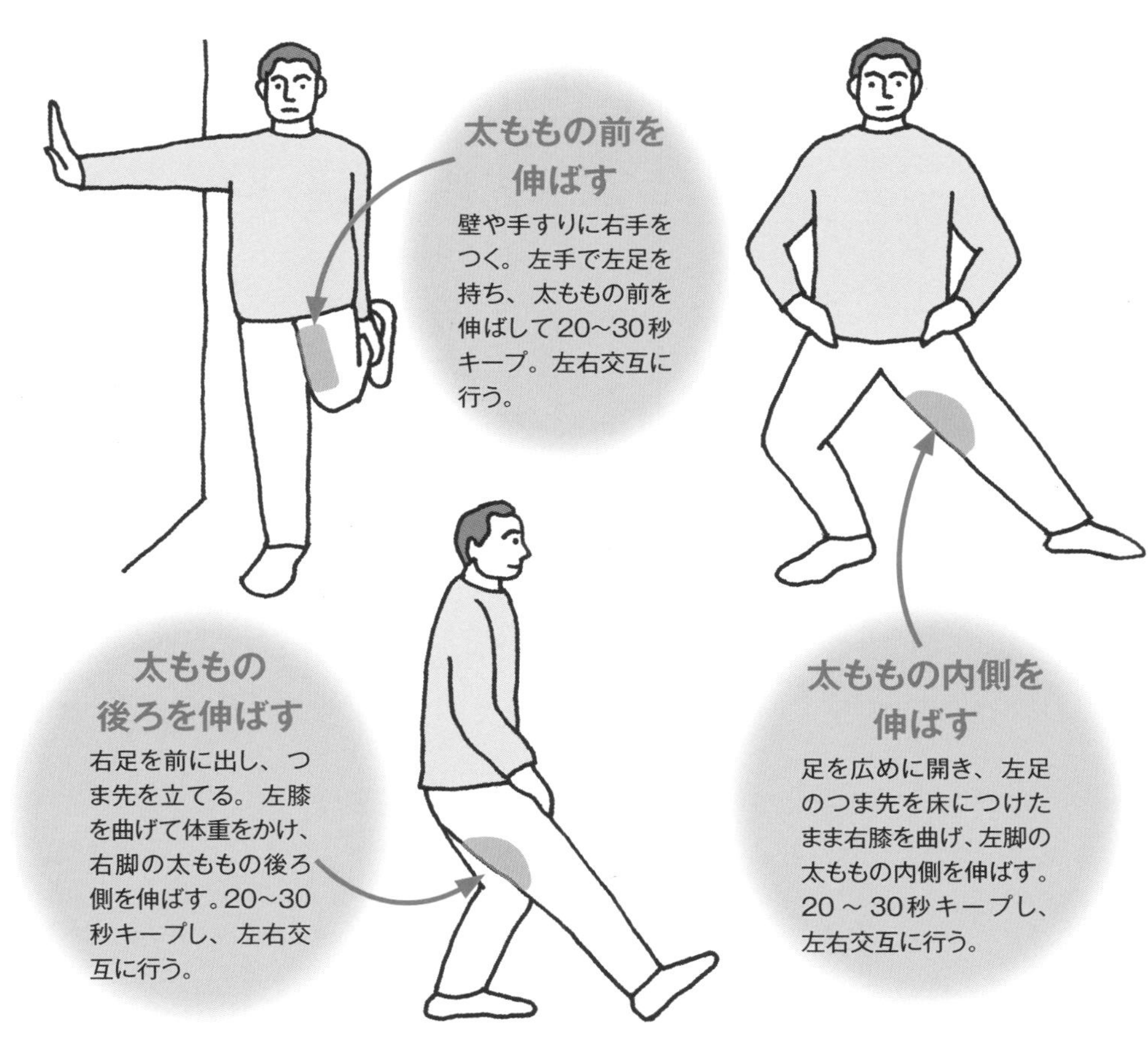
太ももの前を
伸ばす
壁や手すりに右手をつく。左手で左足を持ち、太ももの前を伸ばして20～30秒キープ。左右交互に行う。
太ももの内側を
伸ばす
足を広めに開き、左足のつま先を床につけたまま右膝を曲げ、左脚の太ももの内側を伸ばす。20～30秒キープし、左右交互に行う。
太ももの
後ろを伸ばす
右足を前に出し、つま先を立てる。左膝を曲げて体重をかけ、右脚の太ももの後ろ側を伸ばす。20～30秒キープし、左右交互に行う。

事前に必ず医師のチェックを

ウォーキングも筋トレも血糖値改善に効果的ですが、人によっては控えたほうがよいケースもあります。例えば、血糖値のコントロールの状態が悪い人や、糖尿病合併症（P34～35参照）の症状が出ている人、高血圧や心臓、肺などに病気がある人は、病状を悪化させる恐れがあるので、運動はできません。

運動を始める前には、必ず医師のメディカル・チェックを受け、健康状態を調べてもらってください。異常がないことを確認してから、運動を行うようにしましょう。

また、運動を習慣にした後も、気づかないうちに高血糖の症状が進んでいることがあります。定期的に検査を受けることが大切です。

特効ルール 運動

やや速めの〝ウォーキング〟で脂肪燃焼

血糖値が気になる人におすすめの運動は、有酸素運動の「ウォーキング」です。ウォーキングは、シューズさえあれば気軽に始められます。ぜひ時間を見つけて取り組んでみましょう。

いつでもどこでもできるウォーキングで、糖尿病、高血圧、脂質異常症を防ぐ

運動で血糖値をよくするには、呼吸を続けながら行う有酸素運動が効果的です。酸素を取り入れることで体内の脂肪が燃焼するので、肥満や脂肪筋が改善されます。すると、インスリンの働きがよくなり、高血糖の改善につながります。そのほか、血圧が下がったり、血液中の余分な中性脂肪も減るなど、生活習慣病全般に効果があるといえます。

有酸素運動には、ウォーキングやジョギング、水泳などがありますが、なかでもウォーキングは、誰でも、いつでも、どこでもできるという点でおすすめです。

ウォーキングを行うときには、歩きやすい運動用の靴を履き、服装は動きやすいものを用意します。ふだん運動をしていない人が急に運動をすると、思わぬケガをすることがあるので、まずは散歩から始めるとよいでしょう。

運動に適した服装を

靴選びのポイント

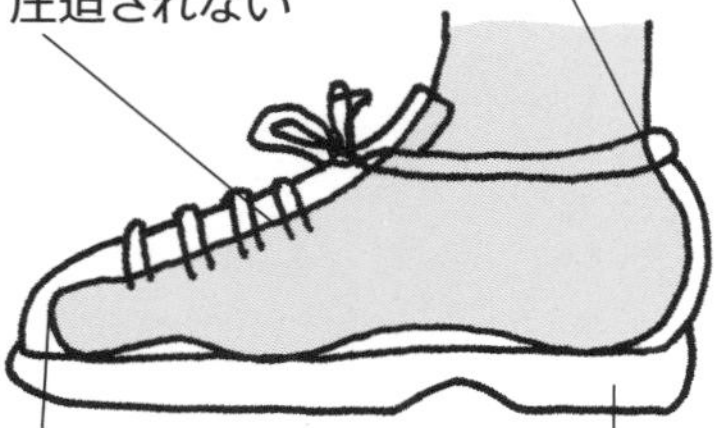

- ☑ 足首と靴の間に大きなすき間ができない
- ☑ 足の甲が圧迫されない
- ☑ つま先が当たらない
- ☑ かかとが高すぎず、クッション性がある

服装のポイント

- ☑ 通気性のよい服を選ぶ
- ☑ 汗拭きタオルと、水分補給用の水やお茶を携帯する
- ☑ 靴下は吸湿性がよく、できるだけ厚手のものを選ぶ

歩幅を大きく、早足で。〝少しきつめ〟で消費エネルギーアップ

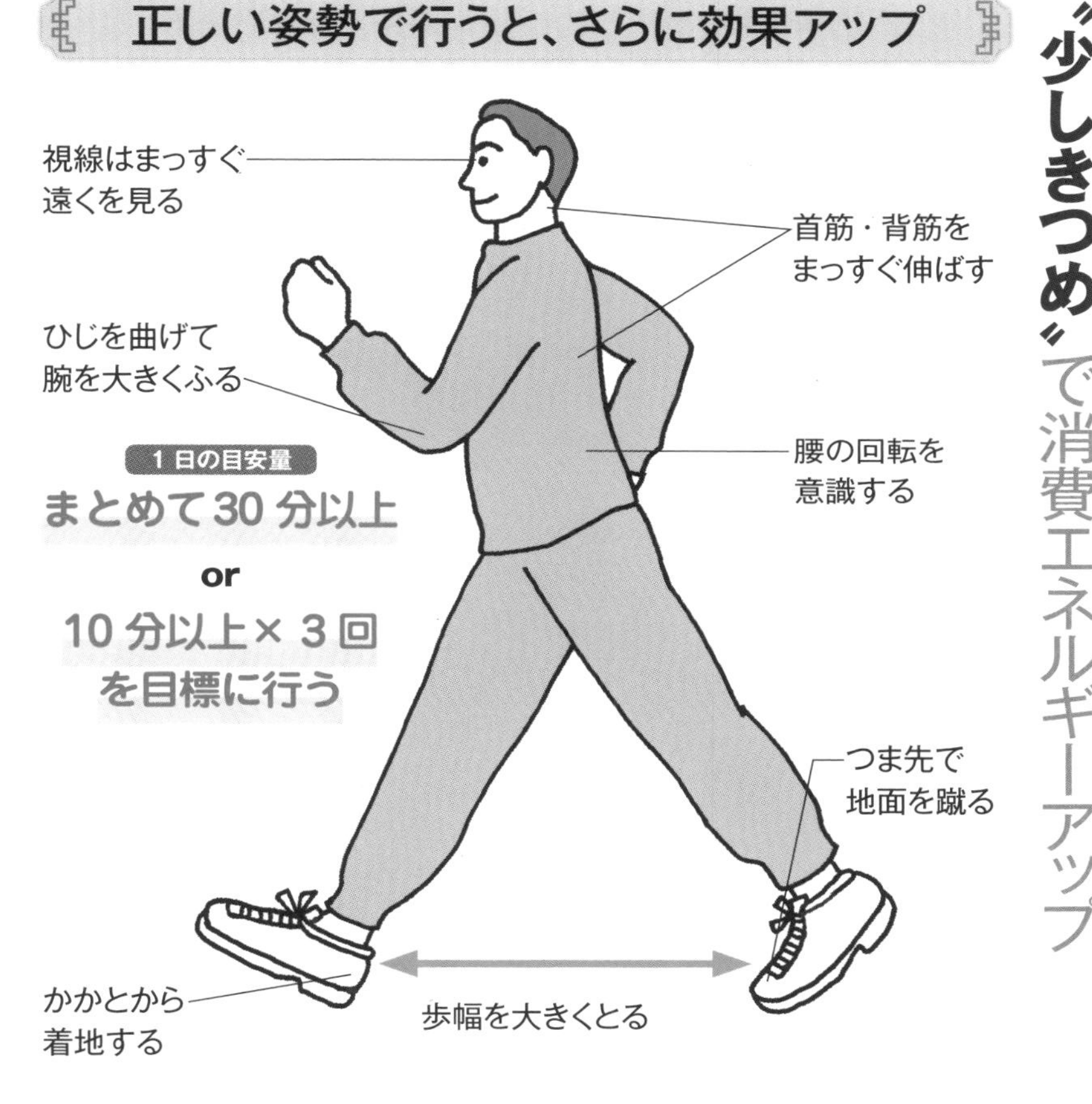
正しい姿勢で行うと、さらに効果アップ
視線はまっすぐ遠くを見る
首筋・背筋をまっすぐ伸ばす
ひじを曲げて腕を大きくふる
腰の回転を意識する
1日の目安量
まとめて30分以上
or
10分以上×3回
を目標に行う
つま先で地面を蹴る
かかとから着地する
歩幅を大きくとる

ウォーキングを効果的に行うにはまず第一に、**正しい姿勢をとって歩く**ことです。全身の筋肉が使われ、筋力がアップし、脂肪燃焼効果が高まります。

慣れてきたら、**やや早足で**歩いてみましょう。運動の強度は「非常にきつい」状態を100％とすると、40〜60％の中等度のときにもっとも脂肪がエネルギー源として消費されます。感覚的な目安としては、「**ややきつい」と感じる**強さ。具体的には、**1分間の脈拍数が100〜120**となるのが最適なペースです。運動中に強度を確認するには、いったん立ち止まって、手首の脈を測ってみましょう。10秒間の脈拍数を6倍した数が、1分間の脈拍数となります。

また、運動は食後1〜3時間を目安に行うと、食後の血糖値を早くもとに戻すことができます。

〝ながら筋トレ〟でインスリンの働きを改善

インスリンの働きをよくするためには、筋トレが効果的です。家でテレビを見ながらなど、〝ながら〟運動でOK。筋肉量は加齢とともに減ってきますから、ぜひ習慣にしてみましょう。

テレビを見ながらでもよい。生活の一部に組み込むと、楽にできる

高血糖を改善する運動には、筋トレもおすすめです。筋トレを行うと、筋肉量が増えて筋肉での糖の取り込み率が高まり、インスリンの働きがよくなるため、血糖値の改善につながります。

筋トレといっても、スクワットなど家でできるもので十分です。テレビを見ながら、家事をしながらなど〝ながら〟運動で生活に組み込むと長続きしやすくなります。

特に足腰の筋肉を鍛えておくと、ウォーキング（P110〜111参照）で歩幅を大きくしたり、スピードを上げやすくなるなど運動効果を高められるため、おすすめです。

家の中で楽に簡単にできる

太ももの後ろとおしりを鍛える
ヒップエクステンション

ここで“ながら”運動
- テレビを見ながら
- パソコンを見ながら

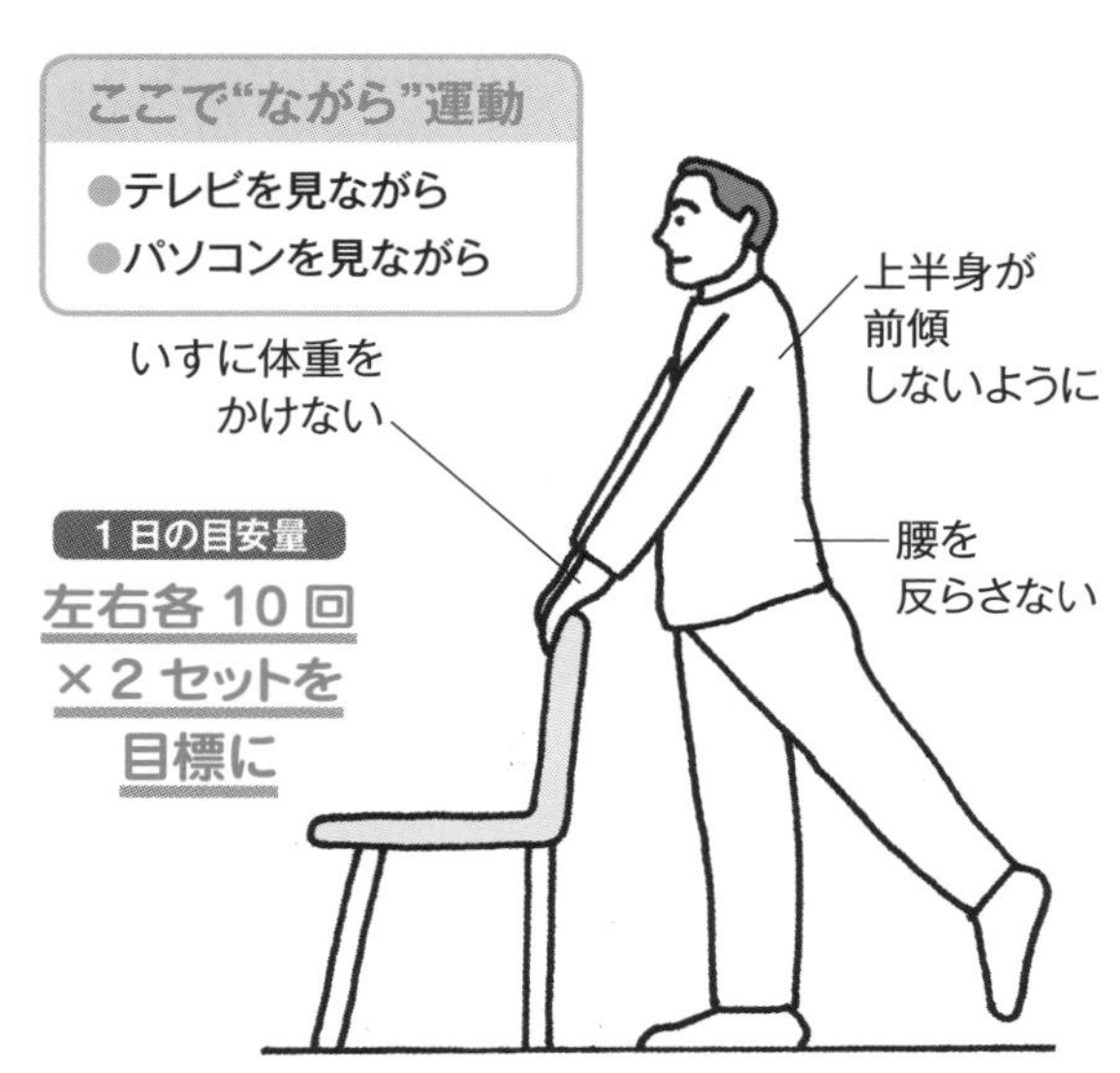

1日の目安量
左右各10回×2セットを目標に

1 背筋を伸ばして立ち、いすなどの背に両手を置く。腰の位置を動かさないよう意識しながら、おしりに力を入れる。

2 おしりに力を入れたまま、3秒かけて片足のかかとを床から後ろへ上げ、1秒間キープ。3秒かけて**1**の状態へ。

ここで"ながら"運動
- テレビを見ながら
- 電話をしながら
- 歯を磨きながら

太ももと腰の筋力アップ
スクワット

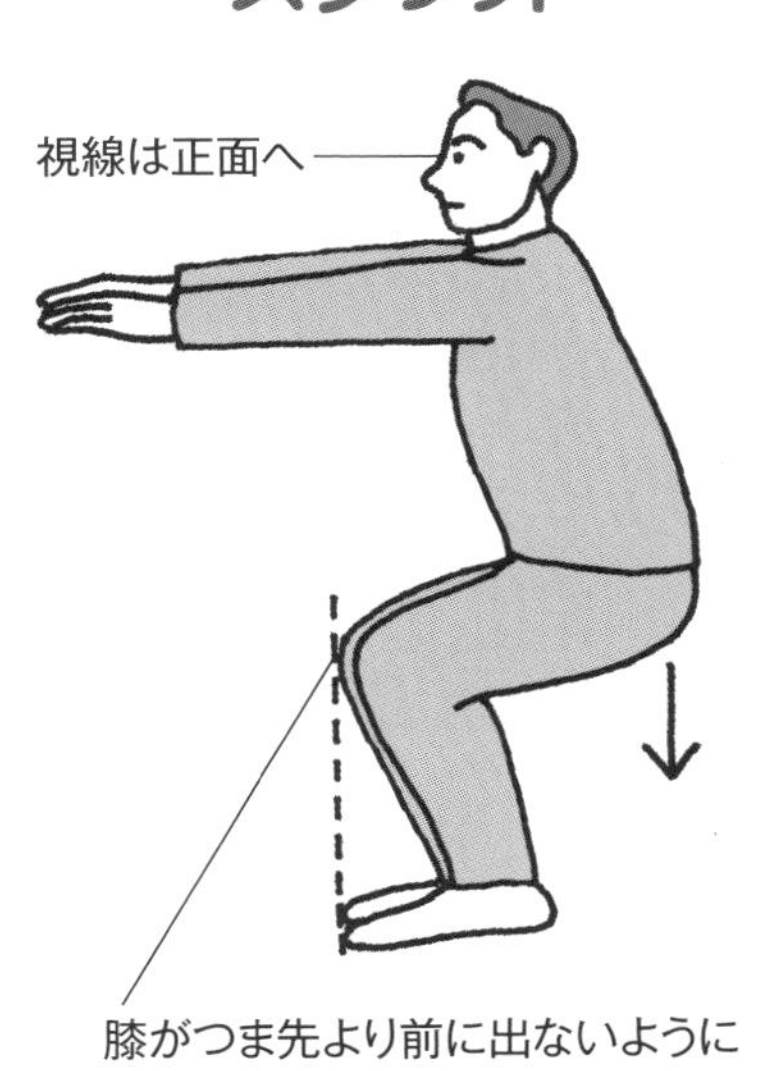

視線は正面へ
膝がつま先より前に出ないように

両腕は床と水平に
つま先をハの字に開く
足は肩幅に開く

1 立って足を肩幅に開く。背筋をまっすぐに伸ばして両腕を前に出し、視線は正面に向ける。

2 いすに座るイメージで、3秒かけてゆっくりと膝を曲げていき、その姿勢を1秒間キープする。

3 視線は正面に向けたまま、3秒かけて膝をゆっくりと伸ばし、**1**の状態に戻す。

1日の目安量
10回×2セットを目標に

参考：「健康づくりのための運動指針2006」（厚生労働省）

筋肉の柔軟性を高める効果も

筋トレを行うと筋肉の柔軟性が高まり、骨や関節の負担が軽くなります。特に、肥満のある人は膝の関節痛を抱えていることが多く、急な運動はかえって膝を悪くする危険性があります。まずは減量しながら、筋トレで筋力をつけ、血糖値とともに関節痛も改善していきましょう。

また、筋肉量は加齢とともに減るので、高齢者は筋トレにより筋肉量を維持することが大切。足腰を鍛えれば転倒予防にも効果があります。

ただし、過度の筋トレはケガにつながるほか、ストレスになると血糖値の上昇をまねきます（P116参照）。立っている時間を増やすだけでもよいので（P102～105参照）、無理のない範囲で行いましょう。

特効ルール 生活

睡眠習慣の改善で糖尿病リスクを下げる

睡眠時間が少なすぎても多すぎても、糖尿病のリスクが上昇します。高血糖を改善するには、適度な長さの睡眠をとることが大切。不眠などになりがちな人は、睡眠の質をよくする工夫をしましょう。

睡眠不足も寝すぎも糖尿病の原因に。睡眠時間は7時間ほどを目安にする

糖尿病のリスクを上げる要因の1つに、睡眠障害があります。とある研究では、睡眠時間が平均7時間の人の2型糖尿病になるリスクを1とした場合、5時間以下でリスクが約2.6倍、8時間以上で約3.6倍になることがわかっています。* 睡眠時間が長すぎるとリスクが上がる原因は明らかになっていませんが、睡眠不足の場合はインスリンの働きが低下します。睡眠は、7時間ほどを目安に適度にとることが大切なのです。

また、よい睡眠をとるためには、ふだんの生活で左記のポイントに注意しましょう。見落としがちなのが、夕食の時間です。夜遅くに帰宅して夕食をたっぷり食べ、すぐに寝るという生活パターンは、睡眠中も高血糖が続き、内臓脂肪がたまるなど悪影響が現れます。寝る3時間前までに食事を済ませ、しっかり消化してから寝るようにします。

＊Yaggi HK, et al. Diabetes Care. 2006

睡眠改善のルール6

快眠によって高血糖を防ぐため、押さえておきたいポイントを紹介。自分の生活パターンをふり返り、睡眠改善に取り組もう。

- ルール1 夕食から就寝までは3時間あける
- ルール2 夕食後はコーヒーなどカフェインを控えめに
- ルール3 ぬるめのお湯につかって寝つきをよくする
- ルール4 自分の体に合う枕や寝間着を使う（左図参照）
- ルール5 寝酒は睡眠の質を下げるため、控える
- ルール6 朝、目が覚めたらすぐに日光を浴びる

参考：「健康づくりのための睡眠指針2014」（厚生労働省）

入浴の時間や寝具などを調節する 睡眠の質をよくするために、

寝室の環境を整えることも大切

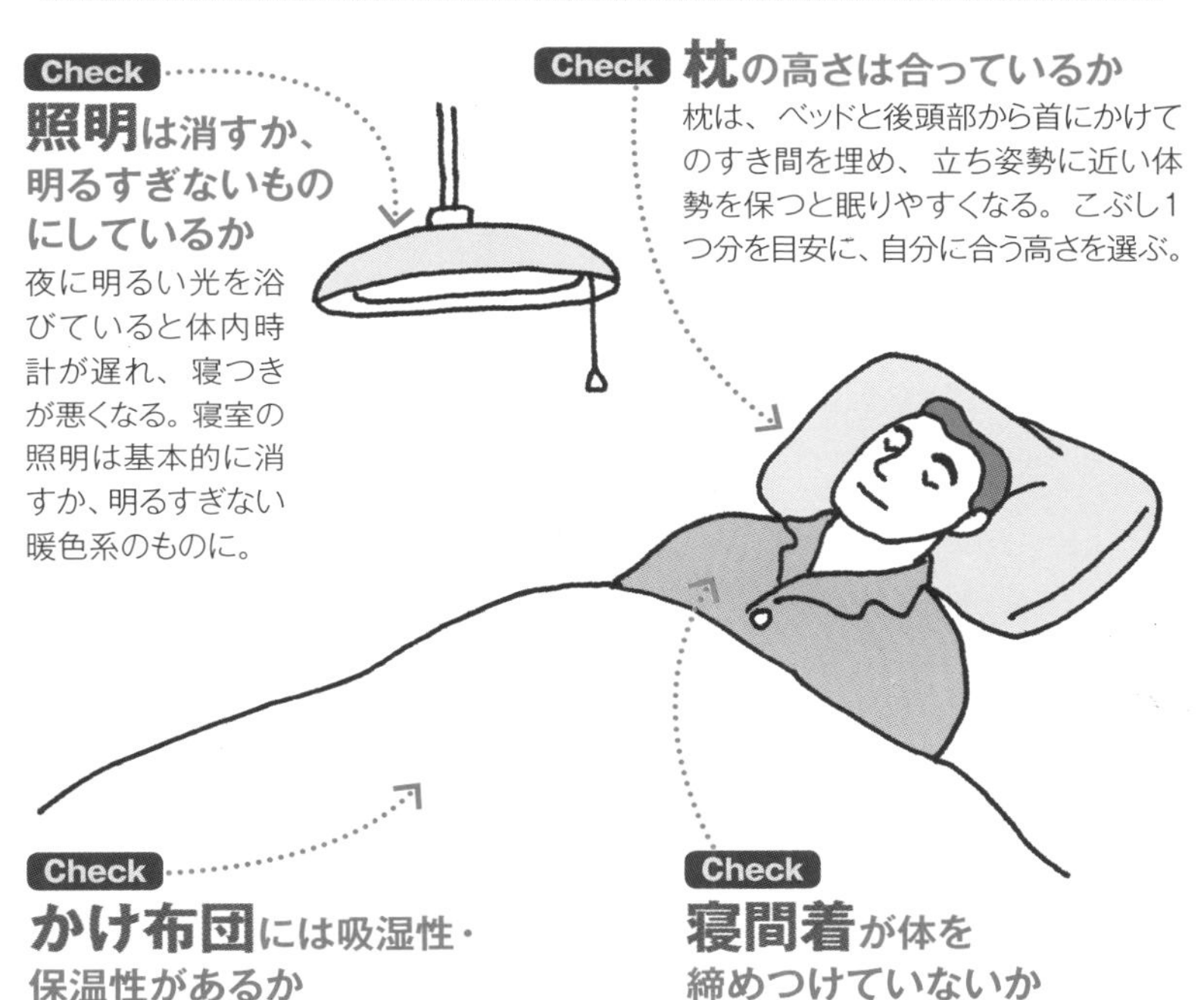

Check
照明は消すか、明るすぎないものにしているか
夜に明るい光を浴びていると体内時計が遅れ、寝つきが悪くなる。寝室の照明は基本的に消すか、明るすぎない暖色系のものに。
Check
枕の高さは合っているか
枕は、ベッドと後頭部から首にかけてのすき間を埋め、立ち姿勢に近い体勢を保つと眠りやすくなる。こぶし1つ分を目安に、自分に合う高さを選ぶ。
Check
かけ布団には吸湿性・保温性があるか
睡眠中、体は熱を外に出して体温を下げるため、かけ布団は吸湿性・保温性のあるものを選ぶ。寝返りをしやすいよう、フィット感のあるものが◎。
Check
寝間着が体を締めつけていないか
ウエストがきつすぎたり、首回りや袖口などにゆとりがないと、窮屈に感じてぐっすり眠れないことも。ゆるめのものを選ぶ。

右記の睡眠改善ルールのうち、意識して見直したいのが【ルール3】の入浴です。寝る直前に熱い湯に入ると、起きているときに働く交感神経が活発になり、寝つきにくくなります。できるだけ就寝の2～3時間前に、ぬるめの湯（38℃程度）に20～30分程度つかりましょう。

また、【ルール6】の日光を浴びることについて、人間の脳には生体リズムを調節する体内時計があります。夜更かしや寝すぎなどが続くと体内時計が乱れ、睡眠の質を下げる原因に。体内時計は、光を浴びると〝ずれ〟がリセットされるので、起きたらすぐにカーテンを開け、日光を浴びましょう。特に、朝起きられずに朝食を抜くという人は、体内時計がずれている可能性が。朝食抜きは高血糖をまねきますから（P96～97参照）、意識して改善しましょう。

特効ルール 生活

インスリンの働きを乱す〝ストレス〟を減らす

現代はストレス社会といわれ、ストレスと生活習慣病の関連が指摘されています。糖尿病も同様で、ストレスがインスリンの働きを弱めて、血糖値を上げることがわかっています。

ストレスはひとりで抱え込まない。**人に話すなど、心の負担を減らす**ことが大切

ストレスを受けると、腎臓の隣りにある副腎からアドレナリンというホルモンが分泌され、血糖値が上がります。また、ストレスが不眠をまねき、インスリンの働きを低下させたり（P114～115参照）、暴飲・暴食につながって高血糖をまねくことも。

ストレス対策には、悩みがあるときは信頼できる人に打ち明けるなど、心の負担を減らすこと、そして早めの解消が大切です。左図の解消法を参考に、自分なりの気分転換の方法を見つけていきましょう。

アドレナリンが高血糖の原因に

ストレス

脳がストレスをキャッチして、副腎皮質を刺激
ストレスを感じると脳がそれを察知し、脳の下垂体から副腎皮質刺激ホルモンを分泌する。

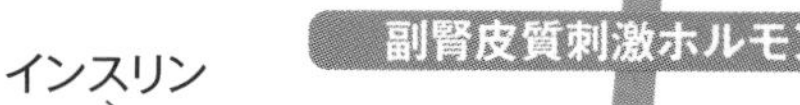

インスリン
アドレナリン
副腎
膵臓
腎臓

副腎からアドレナリンが分泌され、インスリンの分泌を抑える
ストレスに対抗するため、副腎からアドレナリンなどのホルモンが分泌される。インスリンの働きを抑えたり、筋肉でのブドウ糖の取り込みを低下させる。

血糖値が上がる

たまってしまったストレスは、"気分転換"が解消のカギ

すぐに手軽にできるストレス解消法

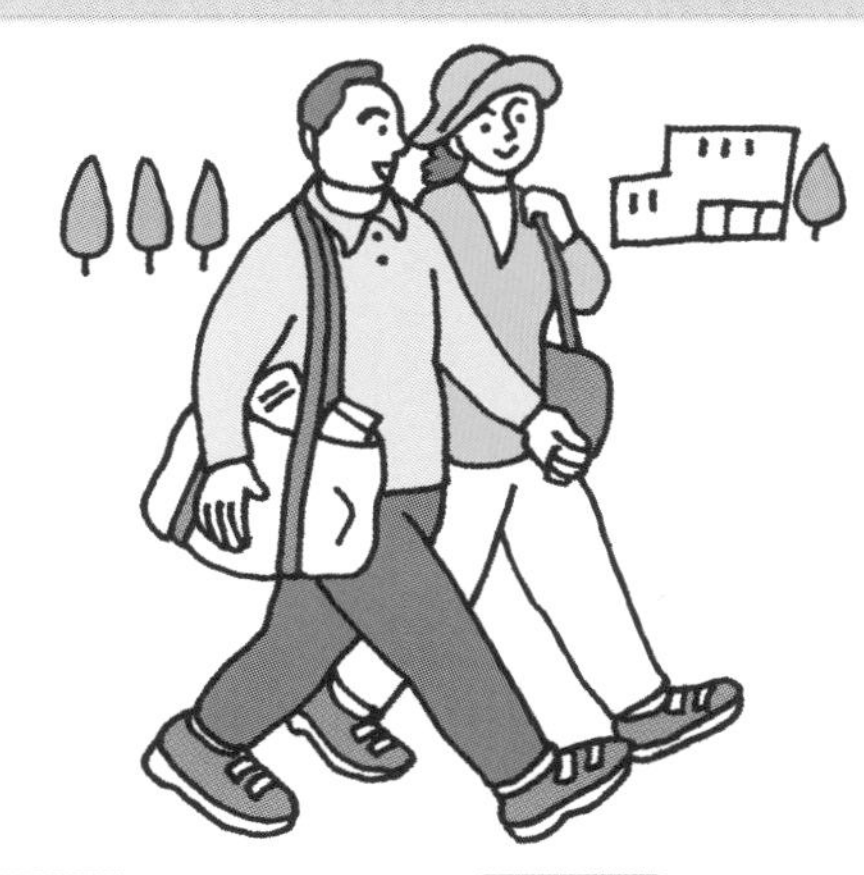

対策1

休日は歩いて買い物に出かける

休日は買い物に出かけるなど、外出して気分転換を。また、歩いて行けば運動につながり、インスリンの働きがよくなるため、血糖値の改善にも効果的。

対策2

好きな音楽や読書、映画を楽しむ

音楽、読書、映画観賞など、自分の好きなことに没頭する時間をつくる。また、悲しいときは悲しい曲など、そのときの気分に合うものを選ぶと気持ちがリラックスしやすい。

対策3

ぬるめのお湯の半身浴でリラックス

入浴を短時間で済ませがちな人は、胸までつかる半身浴で、38℃ほどのぬるめの湯船に20～30分つかってみよう。リラックス効果が高まり、ストレス解消に。寝つきもよくなる。

対策4

寝る前のストレッチで緊張をほぐす

寝る前には15分程度のストレッチを行う。筋肉を伸ばすことで血行がよくなり、体の緊張がほぐれ、ストレスを解消&ためにくい体に。テレビを見ながらなど、気軽にできておすすめ。

仕事量の調節も選択肢の1つに

仕事や職業生活に関して強いストレスを感じている 58.3%

ストレスの内容は？（上位3つ・複数回答あり）

1 仕事の質・量 62.6%

2 仕事の失敗、責任の発生 34.8%

3 対人関係 30.6%

働く人の多くは職場でのストレスを抱えている。残業が毎日続き、休日も疲れがとれないような場合は、仕事量を調節することも大切。

参考：平成29年「労働安全衛生調査（実態調査）」厚生労働省

特効ルール　生活

タバコをやめて、動脈硬化を防ぐ

タバコを吸うと、高血糖とともに高血圧や動脈硬化が強く進行します。良好な血糖値のコントロールと、糖尿病の合併症を防ぐために、禁煙に取り組みましょう。

高血糖とともに動脈硬化を促進。禁煙を決意し、吸わないメリットを考える

血糖値のコントロールを行ううえで欠かせないのが、禁煙です。

タバコには多くの有害物質が含まれていますが、特に問題なのが「ニコチン」です。ニコチンは毛細血管の収縮を促し、高血圧を引き起こしたり、動脈硬化を進行させる作用などがあります。高血圧も動脈硬化も高血糖の人が併発しやすいうえ、重なると心筋梗塞（しんきんこうそく）や脳梗塞のリスクが高まるので注意が必要です。

さらに、お酒も好きという人は、タバコを吸うことでお酒とおつまみが進み、血糖値のコントロールが乱れやすくなるのも問題です（P74〜75参照）。

愛煙家の人は、これを機に禁煙に取り組みましょう。大切なのは、最初に禁煙するメリットを具体的に考えることです。吸いたい誘惑に負けそうなときに思い出すことで、禁煙を続けやすくなります。

禁煙するメリット

禁煙すると……

- 食事がおいしく感じられる
- タバコ代が浮き、使えるお金が増える
- 息切れやせき、口臭が治る
- 肺活量が増え、疲れにくくなる
- 動脈硬化の進行を防ぐ

▼

禁煙後の生活を具体的にイメージ。禁煙達成に近づく

例えば、1箱400円のタバコを1日1箱吸う人なら、1カ月で約1万円、半年で約7万円も使えるお金が増えるなど、禁煙後の生活を具体的に考えて禁煙生活の励みにする。

喫煙を別の行動に置き換える。医師の手を借りることも考えておく

吸いたい誘惑に打ち勝つコツ

ケース1
「口寂しくなると吸ってしまう」

ノンシュガーのあめやガムで気を紛らわす

口寂しさに負けて吸ってしまう場合は、あめやガムなど口に含めるものを常備する。糖質のとりすぎを防ぐため、いずれもノンシュガーに。水やお茶を飲んだり、歯を磨いて気を紛らわすのもよい。

ケース2
「朝や食後の一服がやめられない」

いつもの生活パターンを見直してみる

「朝起きたら吸う」「食後に一服する」など喫煙が生活習慣に根づいている場合は、「朝起きたら散歩に行く」「食後はお茶を飲む」というふうに生活パターンを見直し、タバコから気をそらす。

ケース3
「お酒の席だとつい吸ってしまう……」

タバコを吸う人の隣には座らない

居酒屋などでは、タバコを吸う人につられて自分も吸ってしまうというケースが多い。「禁煙中なので」と周りに伝えたうえで、タバコを吸う人の隣りには座らないようにするなど工夫する。

ケース4
「どうしてもがまんできない!」

市販の禁煙補助剤を利用するのも◎

ニコチンパッチやニコチンガムなどの禁煙補助剤は、薬局などでも市販されている。どうしても自分で禁煙できないときの1つの手段として考えよう。また、禁煙外来を利用するのもよい。

禁煙外来の診察はこう進む

医療機関や医師によって異なるが、だいたいこのように進む。

初　日

- STEP1　ニコチン依存度をチェック
- STEP2　ひと息に含まれる一酸化炭素の濃度を測る
- STEP3　禁煙の開始日を決定
- STEP4　喫煙歴や禁煙経験の確認
- STEP5　自分に合う禁煙補助薬を選ぶ

2回目以降

STEP2と問診、薬の処方を毎回受ける

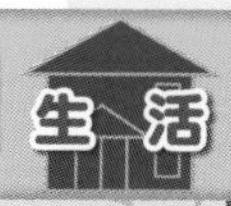

歯磨きで、高血糖による障害を予防する

近年、糖尿病の合併症の1つと考えられるようになってきたのが、「歯周病」。高血糖と歯周病の両方があると、互いに悪化しやすくなります。日頃から歯磨きをていねいに行い、歯周病を予防しましょう。

半年に一度は歯科健診を受ける

歯周病は糖尿病のリスクを高める。

働き盛りの世代では、忙しくて歯科健診を受けていない人も多いでしょう。しかし現在、日本では成人の約8割もの人が「歯周病」だといわれています。歯周病とは、歯に細菌が付着してたまり、歯ぐきに炎症が起こって、歯を支える歯周組織が壊される病気です。ひどい場合には歯が抜けてしまうこともあります。

近年では、この歯周病が高血糖を悪化させる要因の1つであることがわかってきました。**高血糖があると歯周病が悪化しやすくなり、歯周病があると高血糖になりやすい**という悪循環が生じるのです。

口臭が強い、口の中がねばつく、歯ぐきが腫れて血や膿が出る、歯ぐきがやせて歯が長く見える、歯がぐらぐらするなどの症状があれば、歯周病が疑われるので、歯科を受診しましょう。症状がない人も、半年に一度は歯科健診を受けてください。

高血糖を進行させる

高血糖

免疫力の低下
血糖値が高くなると体の免疫力が低下し、炎症を起こしやすくなる。歯ぐきで炎症が進むと、歯周病を引き起こす。

インスリンの働きを低下させる物質の増加
歯ぐきに炎症が起こると、インスリンの働きを低下させる物質が増える。血糖値が上がり、糖尿病に進行するリスクを高める。

歯周病

“歯磨き”は、自分でできるもっとも簡単な歯周病予防

しっかり磨くのにはコツがある

コツ1

❶〜❹の順に意識して磨く

気をつけたいのは磨き残し。歯垢がたまり歯周病の原因となるため、右図のように順番を意識して磨き、磨き残しを防ぐ。

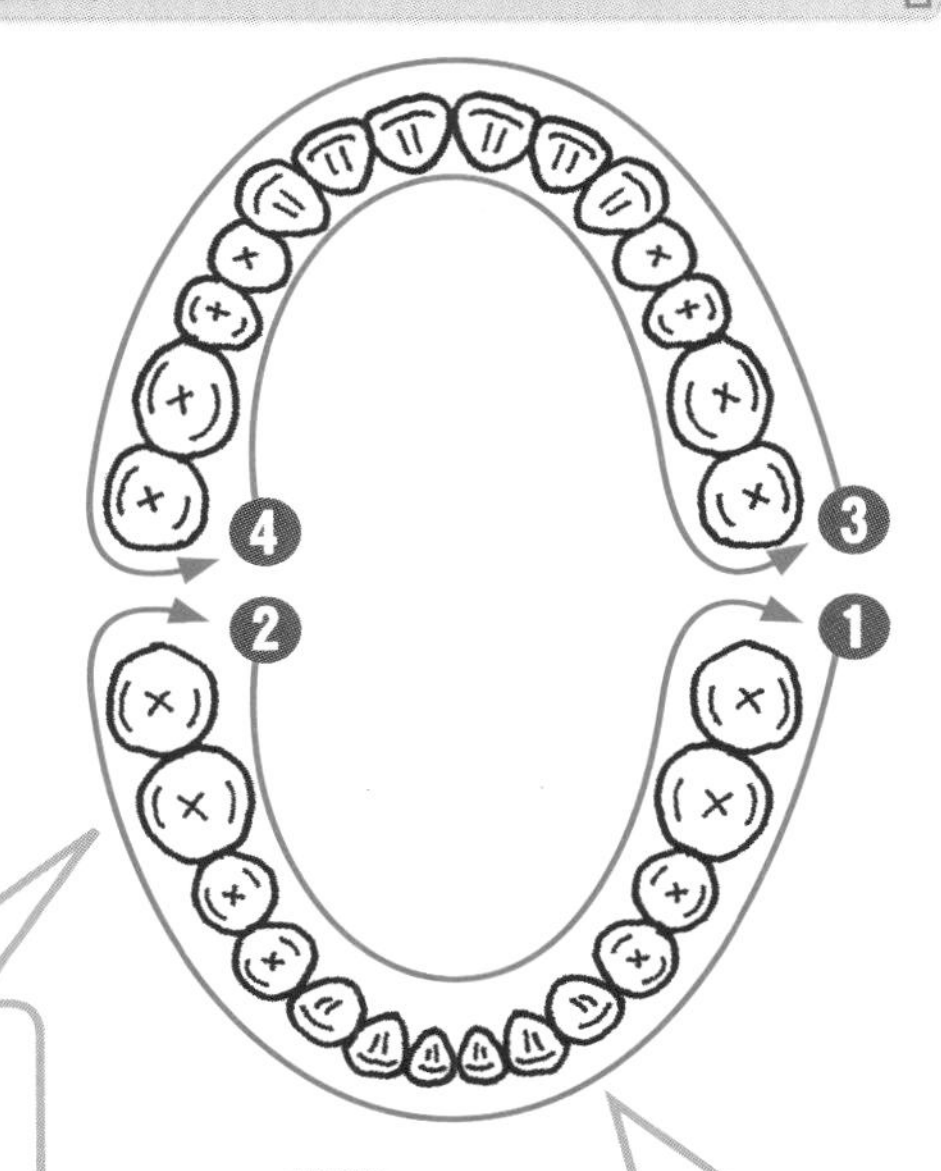

コツ2

2タイプの磨き方で汚れを落とす

スクラッビング法

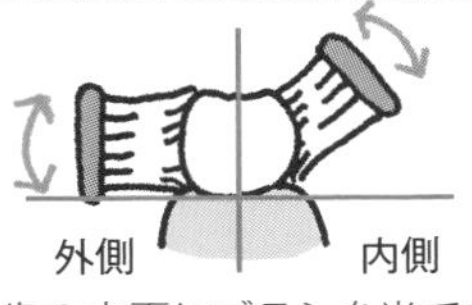

歯の表面にブラシを当てて小刻みに動かす。1カ所につき往復20回磨く。

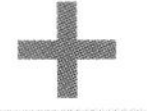

バス 法

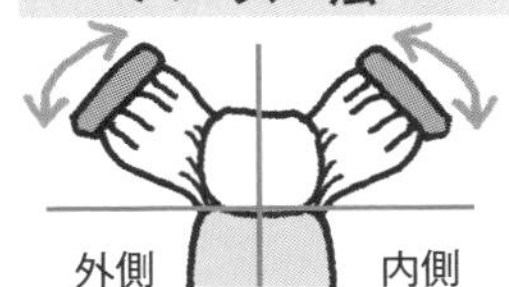

歯と歯ぐきの間にブラシを当て、歯ぐきを傷つけないよう力を抜いて磨く。1カ所につき往復20回磨く。

コツ3

前歯の裏は縦に磨く

前歯の裏は、歯ブラシを縦にし、歯ブラシの先を当てる。1本につき往復10回磨く。

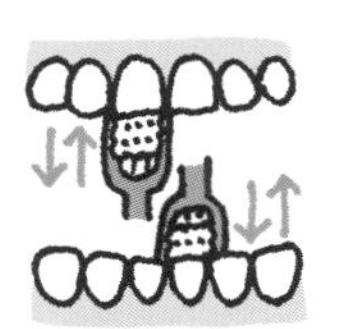

歯周病を防いで血糖値を良好に保つには、歯磨きが欠かせません。食後には必ず歯を磨き、細菌の塊である歯垢（プラーク）を落としましょう。磨き切れない歯と歯の間のプラークは、デンタルフロスなどを使うと取り除けます。歯並びの悪い人は、磨きにくい歯にも届きやすいワンタフトブラシ（毛束が1つの歯ブラシ）を併用すると効果的です。**歯磨きの時間は、1回15分が目安**です。テレビを見ながらでもよいので、しっかり磨きましょう。

特効ルール　生活

足の指や爪をケアし、合併症のリスクを下げる

糖尿病の合併症の中でも、早くに現れる「糖尿病神経障害」は、足の症状から始まり、足の壊疽を起こすことも。高血糖の人は、足に何か症状が出ていないかチェックする習慣をつけましょう。

高血糖による神経障害は、足に現れる。**入浴時**や**就寝前**に、必ずチェックを

糖尿病の3大合併症のうち、もっとも早くに現れるのが「糖尿病神経障害」です（P34〜35参照）。

糖尿病神経障害は、高血糖の状態が長期間続いている人はほぼ発症しているといえますが、自分では気づいていないケースが多くあります。理由としては、1つは足先に多少痛みがあったり、しびれたりしていても気に留めない人が多いこと。もう1つは、神経障害が進むと足先などの感覚が麻痺（まひ）するため、ケガをしても痛みに気づかないことです。

高血糖の人は免疫力が低下しているので、ちょっとしたケガでも放置していると壊疽（えそ）（P35参照）につながり、切断を余儀なくされることもあります。お風呂に入って足を洗うときに指先までよくチェックしたり、就寝前に足の状態を確認する習慣をつけるなどして、ささいな症状も見逃さないようにしましょう。

合併症のサインに気づこう

糖尿病の合併症の1つである神経障害は、足に現れやすい。以下の症状がないか、毎日確認してみよう。

- ☑ 足の指先がチクチクしたり、ピリピリする
- ☑ 足の先が物に当たると、電流が走るような痛みがある
- ☑ 足の裏などに傷があるが、特に痛みは感じない

▼

神経障害の可能性アリ

放置すると……

わずかな足の傷から細菌などに感染する

▼

感染が広がり、足に壊疽が起こる

▼

足の切断を余儀なくされることも

足のトラブルを放っておかない

合併症予防のため、**足はいつも清潔に。**水虫や靴擦れは放置せず、治す

Check

爪は切りすぎたり割れていないか？

深爪をしたり爪が割れると、皮膚が傷つきやすくなる。足の小さな傷から感染が広がり、壊疽につながることも少なくないため、下図のように正しく切る。

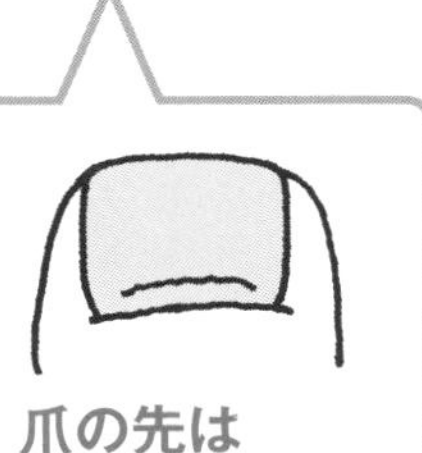

爪の先は平らに切る

爪の角を丸く切ると、内側に変形しやすくなる（巻き爪）。先は平らに切り、角はやすりで整える程度に。

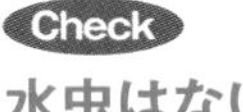

水虫はないか？

水虫とは、白癬（はくせん）菌というカビによる皮膚炎の一種。指と指の間までよく洗ったり、通気性のよい靴下を履いて予防する。

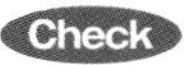

タコやウオノメはできていないか？

自分で削ったりつぶしたりすると悪化させやすいため、皮膚科などで治療する。予防には、足に合う靴を履くなど工夫を。

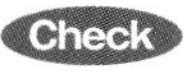

靴擦れはないか？

靴擦れができると、そこから細菌に感染し、潰瘍（かいよう）や壊疽の原因となることも。靴は買うときにしっかり試着し、足に合っているかどうか確認する。

糖尿病神経障害は早くに起こりやすいとはいえ、高血糖や糖尿病予備軍の段階では神経質になる必要はありません。ただ、高血糖が進むと合併症が現れ始めることがあるので、トラブルの予防を兼ねて、足のケアを習慣づけておきましょう。

ケアのポイントは、入浴時などに足の指と指の間や足の裏もていねいに洗い、足を清潔に保つことです。足のケガや炎症などがある場合は、放置していると悪化させる恐れがあるので、必ず皮膚科などを受診し、治療してください。

また、高血糖の状態が続くと免疫力が低下するので、足だけでなく、かぜや気管支炎、肺炎などさまざまな感染症にかかりやすくなります。特に、ほかの病気が重なったときは血糖値のコントロールが乱れやすいので注意しましょう。

特効ルール　生活

妊娠糖尿病を防ぐ7つのポイント

妊娠中は血糖値が上がりやすく、それをきっかけに糖尿病を発症する人も。妊娠中の高血糖は、母体と胎児に悪影響を及ぼすことがあるので、食事内容に注意したり、体重が増えすぎないよう管理しましょう。

高血糖は母胎に悪影響を及ぼす。まずは**妊婦健診でしっかりチェック**を

妊娠中は、胎児の成長を促すホルモンの影響でインスリンの働きが抑えられるため、高血糖になりやすくなります。妊娠中に高血糖になると、胎児が必要以上に大きく育って巨大児となったり、そのために難産のリスクが高まります。

このため、妊婦健診では必ず尿糖（P30参照）を調べ、血液検査でも血糖値を測定しています。高血糖を見逃さないために、特に欠食の指示がない場合は食事を済ませてから健診に行くようにしましょう。

ホルモンの影響で高血糖に

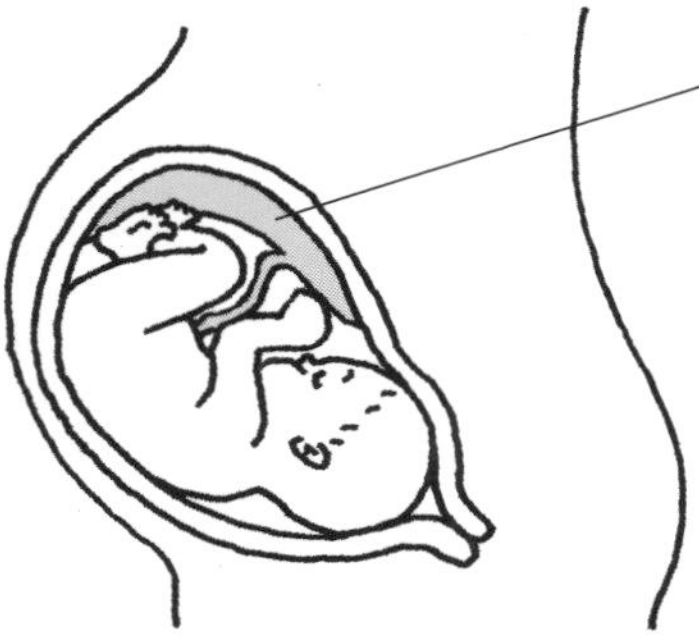

胎盤

赤ちゃんの成長に関わるホルモンを分泌

妊娠すると、胎盤から赤ちゃんの成長を促すホルモンが分泌される。

▼

母体にも作用し、インスリンの働きを抑える

▼

血糖値が上がる

放置すると……

赤ちゃんが巨大児になりやすくなる

巨大児とは体重が4000g以上の胎児のことで、難産になる場合が多い。また、出産直後に低血糖を起こしやすくなる。

将来、糖尿病をまねくリスクが高まる

出産すると血糖値は正常に戻るが、妊娠中に高血糖にならなかった人と比べ、将来的に糖尿病を発症するリスクが高くなる。

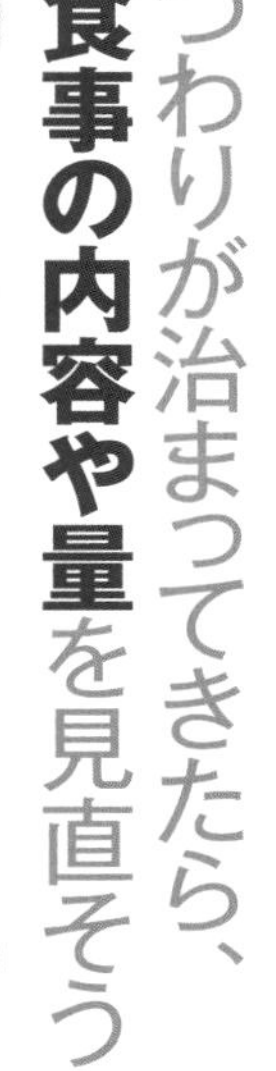
つわりが治まってきたら、
食事の内容や量を見直そう

高血糖の人は、まず食生活をふり返る

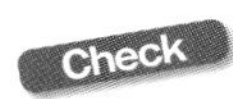

“赤ちゃんのため”と食べすぎていないか？

適量を守って食べる

妊娠中は妊娠前と比べて必要なエネルギー量が増えるものの、「赤ちゃんに栄養を届けるため」と食べすぎるとエネルギー過多に。高血糖の大きな原因となるため、1日に食べてよい量を守って食べる（P90参照）。

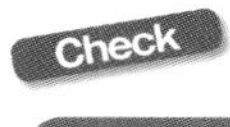

つわり対策のあめやガムの糖質は？

とりすぎないように

つわり中はおなかがすくと気持ち悪くなるため、あめやガムなどを食べる人が多い。しかし、砂糖が含まれるため、1日に何個も食べるのは血糖値を上げる原因に。とりすぎないよう意識し、できるだけ無糖のものを選ぶなど工夫を。

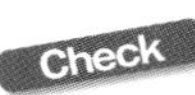

脂っこいものや果物はいつ食べている？

できるだけ朝か昼にとる

つわりで食べ物の好みが変わり、脂っこいものや果物に食事が偏るケースが。夜に食べると、寝ている間に血糖値が下がりにくくなる。摂取した糖質や脂質をエネルギーとして消費しやすい、朝や昼にとるようにする。

Check

清涼飲料水を飲みすぎていないか？

0 kcalの飲み物を選ぶ

つわり中は、炭酸飲料や果汁100%ジュースなどを飲むとスッキリする場合があるが、ジュースには多量の糖質が含まれており、食後高血糖をまねきやすい（P87参照）。水分補給は水やお茶など、無糖で、かつ0 kcalのものに。

どのくらい上がると危ないかを知っておく

血液検査の流れ

参考：『糖尿病治療ガイド2018-2019』（日本糖尿病学会）

STEP1
随時血糖値を測定する

随時血糖値 **100**mg/dL以上

STEP2
ブドウ糖負荷試験を行う

空腹時血糖値 **92**mg/dL以上

ブドウ糖負荷試験1時間値 **180**mg/dL以上

ブドウ糖負荷試験2時間値 **153**mg/dL以上

STEP2のどれか１つでもあてはまると**妊娠糖尿病**と診断

妊娠中に高血糖を指摘されたら、血糖値をコントロールするために食生活の見直しが必要です。見直したいポイントは上記の４つ。つわりが治まってきたら、適量かつ栄養バランスのよい食事を心がけましょう。

体重コントロールも重要。ウォーキングなどを上手に組み合わせる

血糖値をコントロールするには、体重管理も重要です。**必要以上の体重増加は高血糖をまねきます。**何kgまでなら問題ないかは妊娠前の体重によって異なるので、それを超えないようにしましょう。

体重管理にはP125の食事改善に加え、運動が大切です。ただし、経過によって安静が必要な場合もあるので、必ず医師と相談してください。

体重が増えすぎないように運動を

●妊娠中の目標体重をチェックする

妊娠前のBMI	妊娠全期間での増加量	1週間あたりの増加量
18.5未満（やせ）	妊娠前の体重 +9 ～ 12kg	+300 ～ 500g
18.5 ～ 25未満（ふつう）	妊娠前の体重 +7 ～ 12kg	+300 ～ 500g
25以上（肥満）	妊娠前の体重 ＋5kg（個別対応）	個別対応

計算方法はP24へ

参考：「健やか親子21」（厚生労働省）

●P125の食事改善に加え、運動習慣で血糖値&体重をコントロールする

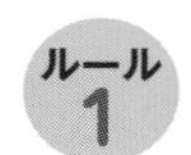

毎食後のウォーキングを習慣にする

妊娠中におすすめの運動は、ウォーキング。安定期に入り、経過もよく、医師から運動の許可が下りたら、積極的に取り組もう。食事の1～3時間後を目安に、30分程度行うとよい。

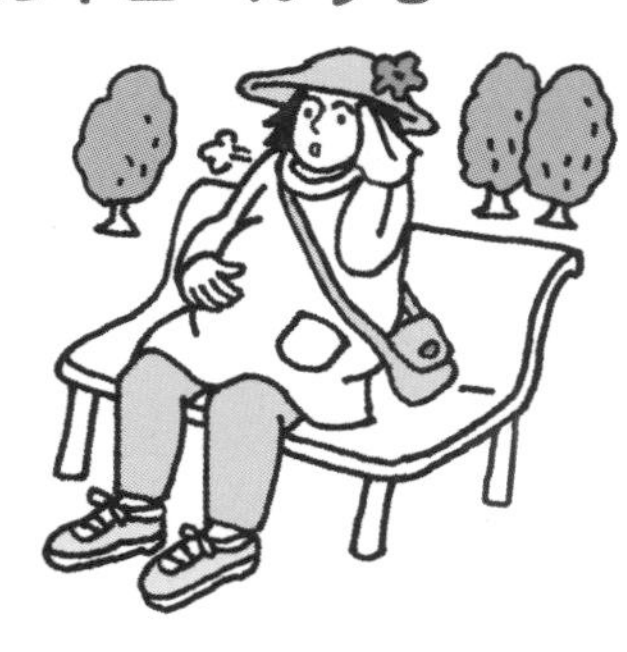

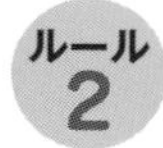

トイレ掃除など、家事で体を動かす

日常生活において、家事は運動量を増やすチャンス。ただし、重いものを持ち運ぶと転倒の危険性があるので、トイレ掃除や床掃除など、無理のない範囲で体を動かす。

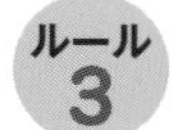

母親学級などで体操を習うのも◎

産院や自治体が主催する「母親学級」や「両親学級」では、妊娠中の体重コントロールや体力づくりにおすすめの体操などを教えてくれるところが多い。進んで受講しよう。

●監修

河盛隆造（かわもり　りゅうぞう）

医学博士。順天堂大学 名誉教授、順天堂大学大学院医学研究科（文部科学省事業）・スポートロジーセンター センター長、カナダ・トロント大学医学部生理学 教授。

1968年、大阪大学医学部卒業。カナダ・トロント大学医学部研究員、大阪大学医学部第一内科講師、順天堂大学医学部内科学・代謝内分泌学教授を経て、現職にいたる。専門は糖尿病・代謝内分泌学、動脈硬化学。まだ病気ではないが正常でもない「未病」の概念を提唱し、「未病を本当の病気にさせないための、健康管理の重要性」を説く。『糖尿病はこうして防ぐ、治す』（講談社）、『高血糖を下げる生活事典』（成美堂出版）など、著書・監修書多数。

●食事監修（P44～99）

髙橋徳江（たかはし　とくえ）

管理栄養士。順天堂大学医学部附属浦安病院 栄養科 課長、日本糖尿病療養指導士、病態栄養専門管理栄養士、サプリメントアドバイザー。

1980年、女子栄養大学栄養学部実践栄養学科卒業。順天堂大学医学部附属順天堂医院栄養部勤務を経て、現職にいたる。糖尿病をはじめとする生活習慣病などの栄養相談・栄養管理業務に従事。著書に『糖尿病の満足ごはん』（女子栄養大学出版部）など。『たけしの健康エンターテインメント！ みんなの家庭の医学』など、テレビでも活躍中。

参考資料

『糖尿病はこうして防ぐ、治す』河盛隆造 監修（講談社）
『高血糖を下げる生活事典』河盛隆造 医学監修（成美堂出版）
『糖尿病食事療法のための食品交換表　第7版』日本糖尿病学会 編・著（日本糖尿病協会・文光堂）
『糖尿病治療ガイド2018-2019』日本糖尿病学会 編（文光堂）
『糖尿病治療の手びき2017　改訂第57版』日本糖尿病学会 編・著（日本糖尿病協会・南江堂）
『別冊NHKきょうの健康　糖尿病　自分のために、できること』春日雅人ら監修（NHK出版）

健康図解
新装版　今すぐできる!　血糖値を下げる40のルール

2023年 3 月28日　第 1 刷発行

発行人	土屋　徹
編集人	滝口勝弘
企画編集	亀尾　滋
発行所	株式会社Gakken
	〒141-8416　東京都品川区西五反田2-11-8
印刷所	中央精版印刷株式会社

この本に関する各種お問い合わせ先

●本の内容については、下記サイトのお問い合わせフォームよりお願いします。
https://www.corp-gakken.co.jp/contact/
●在庫については　TEL 03-6431-1250（販売部）
●不良品（落丁、乱丁）については　TEL 0570-000577
学研業務センター　〒354-0045 埼玉県入間郡三芳町上富 279-1
●上記以外のお問い合わせは　TEL 0570-056-710（学研グループ総合案内）

staff

装丁・本文デザイン	バラスタジオ
本文イラスト	酒井うらら
校正	ペーパーハウス
写真協力	佐藤幸稔、庄司直人
編集協力	オフィス201（中西翔子） 中山恵子

学研グループの書籍・雑誌についての新刊情報・詳細情報は、下記をご覧ください。
学研出版サイト　https://hon.gakken.jp/

※本書は、弊社既刊『健康図解 最新版 今すぐできる！ 血糖値を下げる40のルール』の
情報を更新し、改訂新装版としてまとめたものです。